沪上名医话健康

王丽娜 黄 念 郑国银 主编

净肝百问

中西医结合防、诊、治、养肝病

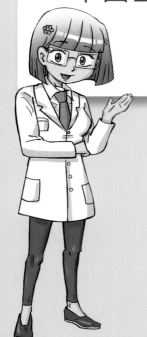

U0395680

上海科学普及出版社

图书在版编目（CIP）数据

净肝百问 / 王丽娜，黄念，郑国银主编. — 上海 ：
上海科学普及出版社，2025. 1. —（沪上名医话健康）.
ISBN 978-7-5427-8810-8

Ⅰ. R575-44

中国国家版本馆 CIP 数据核字第 2024VC4221 号

策　　划　潘　新
装帧设计　赵　斌
责任编辑　李　蕾

沪上名医话健康

净肝百问

王丽娜　黄　念　郑国银　**主编**

上海科学普及出版社出版发行

（上海中山北路 832 号　邮政编码 200070）

http://www.pspsh.com

各地新华书店经销　广东虎彩云印刷有限公司印刷

开本 787×1092　1/16　印张 8　字数 100 000

2025 年 1 月第 1 版　2025 年 1 月第 1 次印刷

ISBN 978-7-5427-8810-8　定价：48.00 元

《净肝百问》编委会

主　审　凌昌全　顾　伟

主　编　王丽娜　黄　念　郑国银

副主编　余　姣　朱　静　纪　晖

编　委（以姓氏笔画为序）

万迁迁　王小溪　王　洋　李　园

李　欣　李梓嫣　杨亚红　时良慧

何亚伦　何煜宇　张　斌　郝广涛

贺海威　秦浩然　隋　颖　谢一清

谭　婧

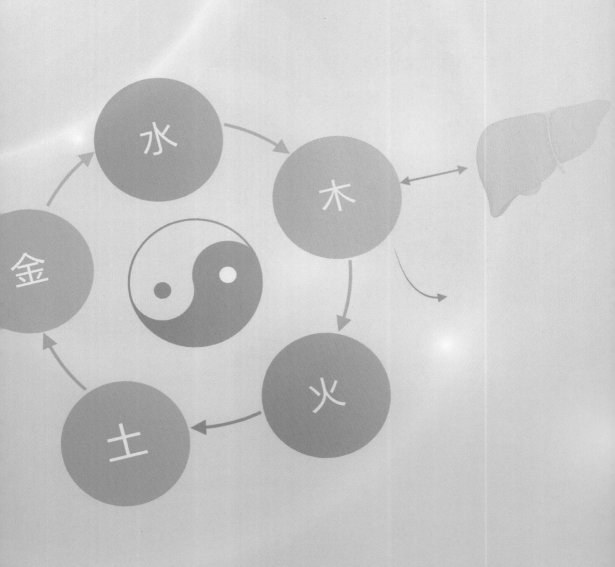

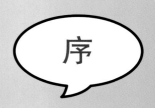
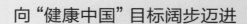
《"健康中国 2030"规划纲要》指出：健康是促进人的全面发展的必然要求，是经济社会发展的基础条件。

目前，关注疾病预防和健康管理已成为全社会的共识。远程医疗、在线问诊、人工智能辅助诊断等智慧医疗的蓬勃发展，为"健康中国"战略打下了坚实的基础。为推进"健康中国"建设，医疗卫生工作者必须以国家战略需求为导向，集聚力量，把医学研究聚焦到重大临床需求上，把提高基层防病治病和健康管理能力作为重大阶段性攻关任务，积极地向公众普及医学健康知识，特别是普及严重影响我国居民生命健康的常见病、多发病、慢性病的防治知识。"沪上名医话健康"丛书就是这一初衷使命的积极尝试。

"沪上名医话健康"丛书聚焦具体的健康领域，汇集了消化内科、呼吸内科、肝胆外科、风湿科、营养科、眼科等多方面的医疗保健知识，不仅介绍中西医结合的疾病治疗方法，也提供日常生活中的保健建议，内容丰富、贴近实际。采用开放性、问答式和图文互现的形式，方便读者更直接地获取与人体健康相关的知识，起到给读者答疑解惑的作用，让读者尽快走出健康认知的误区，关注疾病的早预防、早诊断、早治疗，落实健康生活方式，拥有充满活力的健康人生。

"沪上名医话健康"丛书的作者都是在各自专业领域有着丰富临床医学经验和深厚学术造诣的医疗卫生工作者，他们将自己的经验和知识述诸笔端，完成了这套值得向公众推荐的医学科普读物——"沪上名医话健康"丛书。感谢我们的医疗卫生工作者、出版机构！期待能看到更多的医学科普力作问世！

让我们一起倡导健康文明的生活方式，推动全社会共同推进疾病的全过程防治，为减少疾病的发生和危害贡献智慧和力量，向"健康中国"目标阔步迈进！

李兆申

中国工程院院士

2024 年 11 月 20 日

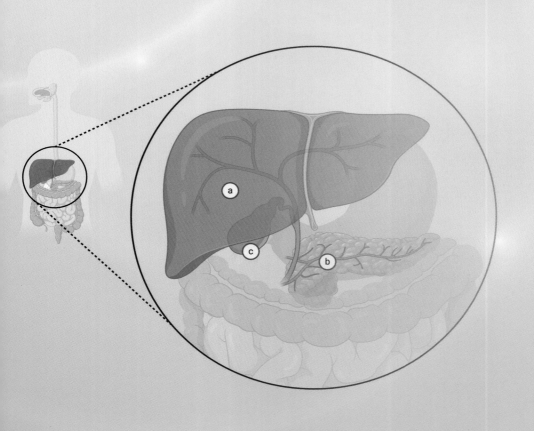

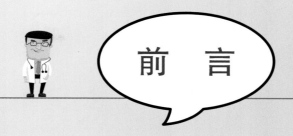

前 言

　　我国是肝病患者众多的国家。随着科学技术发展，肝病的诊疗技术也随之飞速发展。乙肝疫苗和新一代丙肝抗病毒药物的推广，大大降低了与乙肝、丙肝相关的肝硬化和肝癌的患病率。随着生活方式的改变，与代谢相关的肝病（酒精和非酒精性肝病等）发病率显著提高，例如非酒精性脂肪肝在肥胖儿童中时常发生。肝癌新型治疗方法也层出不穷。

　　尽管中西医结合防治肝病在临床中占有很大比例，也具有明显的特色和优势，但不少肝病患者及其家属对此并不是十分了解。有鉴于此，我们组织撰写本书，用科普的语言介绍了常见肝病的预防、筛查、诊断、治疗和康复中的 100 个常见问题，并结合临床实践融入中医学和西医学的相关内容。肝病的日常管理对于提高肝病的疗效非常重要，这需要医患双方共同努力和配合。我们旨在通过本书提高大众的爱肝、护肝意识，为广大肝病患者及其家属普及肝病知识，同时指导其正确就医，并为其日常的肝病管理提供参考。

　　本书的编写采用问答形式。为方便读者理解，我们对肝病的分类与 *Schiff's Diseases of the Liver, Sherlock's Diseases of the Liver and Biliary System, Zakim and Boyer's Hepatology* 以及《王宝恩肝脏病学》等肝病学专著中的分类稍有不同——将酒精性脂肪肝和非酒精性脂肪肝合并在脂肪肝部分，而不是将其分别列入酒精性肝病和遗传 / 代谢性肝病，更有利于读者阅读和理解。

　　希望本书能为我国肝病患者及其家属提供些许帮助。

编者

2024 年 10 月 16 日

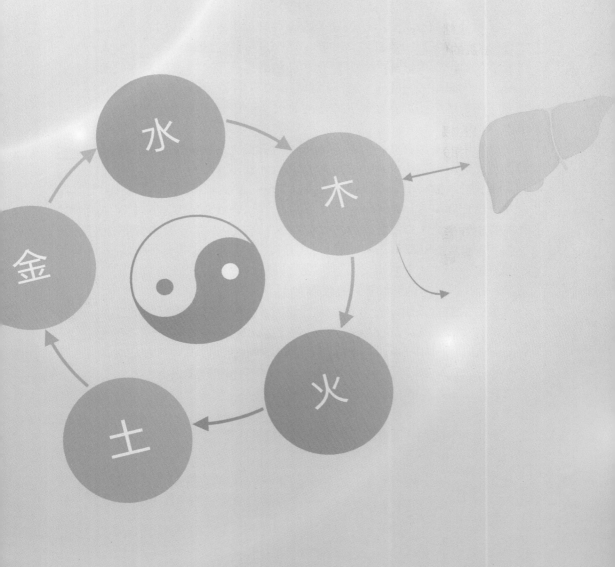

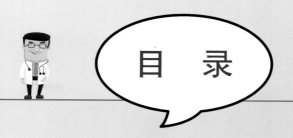

目 录

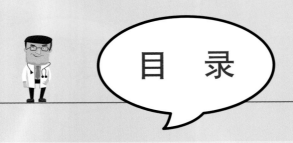

目 录

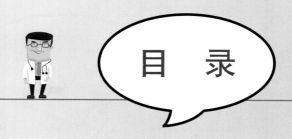

目 录

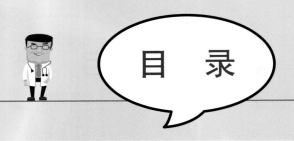

目 录

1

第一章

基础知识

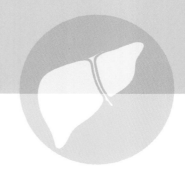

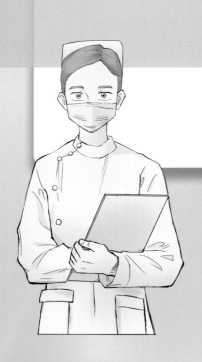

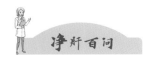
1. 肝脏的位置在哪里?

　　肝脏是我们身体里一个非常重要的器官,是人体内最大的腺体,也是第二大器官(仅次于皮肤)。肝脏位于我们的腹腔右上方,膈肌下面,主要隐藏在右肋骨下,但也有一小部分延伸到左肋骨下方。当我们站立或坐下时,肝脏都会紧贴着膈肌和肋骨。肝脏与胆、胰腺毗邻(图1-1),这个位置让肝脏可以轻松地与其他重要器官和系统进行交流,共同维持身体的正常运转。

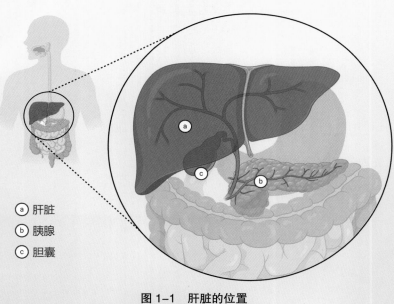

ⓐ 肝脏
ⓑ 胰腺
ⓒ 胆囊

图1-1　肝脏的位置

2. 肝脏长什么样子?

　　肝脏是一个大而略呈三角形的器官,颜色是深红色到褐色。它的外观有点像一个不规则的块状,表面是平滑的。肝脏分为两个主要部分,我们称之为"叶"。右叶比左叶要大一些,占据肝脏的大部分空间。肝脏质地柔软而有弹性,这样它就可以容纳和过滤大量的血液。肝脏的大小和重量会随着个体的不同而有所变化,一般来说,成年人肝脏质量为 1.4 ~ 1.6 kg。

　　如图 1-2 所示,肝小叶是肝脏的基本功能单位。肝小叶呈多角棱柱体,长约 2 mm,宽约 1 mm,横切呈六边形,外围由结缔组织包裹,内部的实质由浸没于肝血窦的肝细胞组成,中央有一根沿横切面方向行走的中央静脉。肝小叶的血流自外围流入肝血窦中,最后汇入肝小叶的中央静脉。

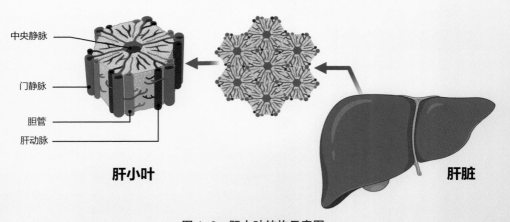

中央静脉
门静脉
胆管
肝动脉

肝小叶　　　　　　　　　　　　　　　　　　　**肝脏**

图 1-2　肝小叶结构示意图

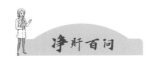
3. 肝脏在人体中起什么作用？

　　肝脏是我们身体的一个超级"化工厂"，它每天都在忙碌地进行着多项重要任务，来保证我们的身体能够正常运作。肝脏的主要功能有以下几个：

　　（1）生产胆汁

　　肝脏会分泌合成一种叫作胆汁的液体，可帮助我们的身体分解和吸收食物中的脂肪。胆汁会被输送到小肠，与食物混合，使脂肪变得更容易被消化。

　　（2）储存能量

　　肝脏帮助储存身体的能量。当我们吃东西的时候，多余的糖分会被转化为糖原储存在肝脏中。当我们需要额外能量的时候，如在运动或饥饿时，肝脏会将糖原转化回糖分，释放到血液中供身体使用（图 1-3）。

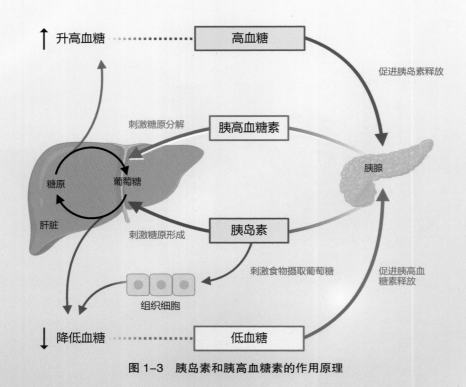

图 1-3　胰岛素和胰高血糖素的作用原理

（3）解毒

肝脏是一个非常有效的"解毒器"。它会过滤掉血液中的有毒物质，如酒精和药物，然后将它们转化为无害的物质，或者通过尿液和粪便排出体外（图1-4）。

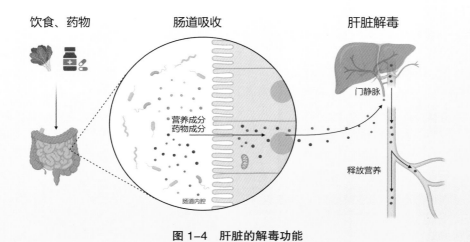

图 1-4 肝脏的解毒功能

（4）合成蛋白质

肝脏合成许多重要的蛋白质，包括那些帮助血液凝固的蛋白质，如凝血酶原、凝血因子，以及运输氧气和营养物质的蛋白质，如血红蛋白。

（5）储存和释放营养

肝脏还会储存一些重要的维生素和矿物质，并在需要的时候释放它们，以保证身体的正常运作。

以上是肝脏常见的功能，此外，肝脏还有一定的免疫调节功能和凝血调节功能。

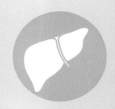

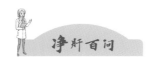

4. 常见的肝脏疾病有哪些？

肝脏是人体内非常重要且较为敏感的器官。要维护它的健康，我们首先要了解可能危害它的各种疾病（图1–5）。根据疾病的来源和临床表现，肝病大致可以分为以下6类。

（1）病毒性肝炎

这类肝病主要包括甲型、乙型、丙型、丁型和戊型5种。其中，乙型和丙型肝病比较容易发展成慢性疾病，最终可能导致肝硬化甚至肝癌。

（2）酒精性肝病

长期大量饮酒会导致肝脏受损，形成酒精性肝病。全球有1 500万至2 000万人过度饮酒，其中10%～20%的人会罹患不同程度的酒精性肝病。这类疾病分为脂肪肝、肝炎和肝硬化3种，有时这3种疾病也可能同时发生。

（3）代谢异常性肝病

这类肝病是由于身体对某些物质的代谢出现异常，如我们常说的脂肪肝。脂肪肝是指肝细胞内脂肪过多，轻度脂肪肝是指脂肪占肝重的5%～10%，而重度脂肪肝则是脂肪含量超过25%。

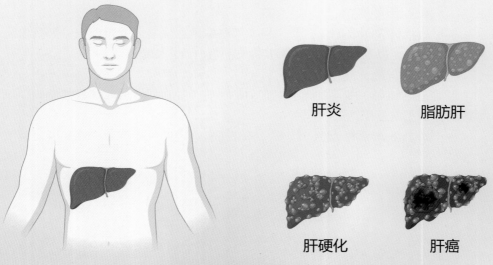

肝炎　　脂肪肝

肝硬化　　肝癌

图1–5　常见的肝脏疾病

（4）药物或中毒性肝病

① 药物性肝病：某些药物或其代谢产物可能会导致肝脏受损。至少有 600 多种药物有可能导致药物性肝病，表现形式各异，包括肝细胞坏死、胆汁淤积等。

② 中毒性肝病：与药物性肝病类似，中毒性肝病是由于肝脏暴露于某些有毒物质，如肝毒素造成的肝脏损害。

（5）自身免疫性肝病

这是免疫系统错误攻击肝脏，导致肝脏发炎和受损的一类疾病，通常是慢性的，并可能最终导致肝硬化和肝功能不全。

（6）肝肿瘤

肝脏也是肿瘤的高发部位。良性肿瘤较少见，常见的良性肿瘤包括肝血管瘤和肝囊肿。而恶性肿瘤主要包括肝细胞癌、胆管细胞癌、肝血管肉瘤及转移性肝癌。

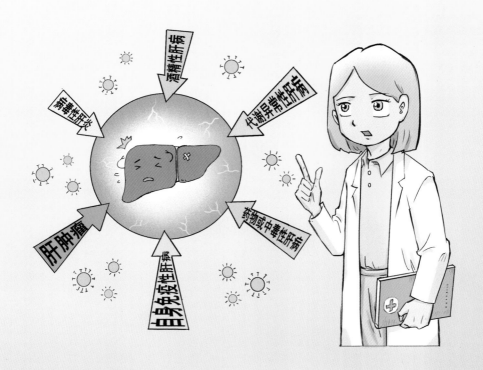

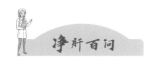

5. 肝病去哪里治疗更合适？

中西医结合防治肝病在我国具有明显的特色与优势。因此，在确诊肝病后，建议首选具有诊疗肝病特色的综合医院的中西医结合科或中医科。此外，根据病种以及医院性质的不同，可按照如表 1-1 所示进行选择。

表 1-1　常见肝病就诊科室

病种	西医医院	中医医院
病毒性肝炎	感染科、消化内科、肝胆内科	感染科、肝病科、消化内科
脂肪肝	消化内科、肝胆内科、内分泌科	肝病科、消化内科
酒精性肝病	消化内科、肝胆内科	肝病科、消化内科
非酒精性肝病	消化内科、肝胆内科、内分泌科	肝病科、消化内科
药物性肝损害	消化内科、肝胆内科	肝病科、消化内科
自身免疫性肝病	消化内科、风湿免疫科、肝胆内科	肝病科、消化内科
肝硬化	消化内科、器官移植科、肝胆内科、介入科	肝病科、消化内科
肝肿瘤	普外科、肝胆外科、肝胆肿瘤科、器官移植科、介入科、肿瘤科、消化内科、生物治疗科	肿瘤科、肝病科、消化内科

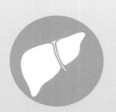

6. 肝病相关的检查有哪些？

肝病相关的检查较多，我们将其归纳总结为无创检查和有创检查两大类（表1-2）。专科医师会根据病情确定肝病检查项目，检查的总体原则是按照先无创再有创的顺序进行。

表1-2 肝病检查项目

类别	内　容
无创性检查	
实验室检查	肝功能、血脂、乙肝五项、病毒载量、肿瘤标记物、血糖、血常规、尿常规
无创性肝纤维化评估	血清标记物：FibroTest、Hepascore、Fibrospect、增强型肝纤维化标记物 指数/评分：ARPI、NFS
无创性成像	经腹超声、超声弹性成像 CT、CTA、PET-CT MRI、MRA、MRCP、PET-MR
有创性检查	
肝活检	经皮肝穿刺活检、经静脉肝活检、EUS引导下经胃肝穿刺活检
腹腔镜检查	腹腔镜肝活检、腹腔镜超声检查
有创性成像	肝动脉造影、肝门/肝静脉造影：DSA 胆道造影：ERCP、PTC、IOC 超声内镜：EUS

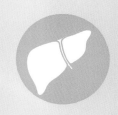

7. 如何看懂肝功能检查的指标？

　　肝功能检查在肝病诊疗中非常常见，以下是肝功能检查主要指标的临床意义（表1-3）。

　　（1）丙氨酸转氨酶（ALT）

　　ALP又称谷丙转氨酶，主要存在于肝脏，如果肝脏受损，ALT会释放到血液中，导致ALT升高。

　　（2）天冬氨酸转氨酶（AST）

　　AST又称谷草转氨酶，不仅存在于肝脏，还存在于心脏和肌肉组织中。AST升高可能是肝脏或其他器官受损的标志。

　　（3）碱性磷酸酶（ALP/AKP）

　　ALP升高可能是肝脏疾病或骨疾病的标志。

　　（4）总蛋白和白蛋白

　　总蛋白和白蛋白反映肝脏合成蛋白质的能力。

　　（5）总胆红素和直接胆红素

　　总胆红素和直接胆红素反映肝脏分泌胆汁的能力和胆道是否通畅。

表1-3　肝功能检查常见指标及意义

反映功能	指　标
肝实质损害	ALT、AST
胆红素代谢及胆汁淤积	总胆红素、直接胆红素、间接胆红素、尿胆红素、尿胆原、血胆汁酸（TBA）、γ–谷氨酰转移酶（GGT）
合成功能	白蛋白、前白蛋白、胆碱酯酶
凝血功能	凝血酶原时间（PT）、活化部分凝血活酶时间（APTT）、凝血酶时间（TT）、纤维蛋白原

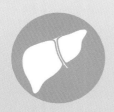

8. 如何评估肝功能的好坏？

　　肝功能的蔡尔德 – 皮尤（Child–Pugh）改良评分分级标准（表 1–4），是一种临床上常用的用以对肝硬化患者的肝脏储备功能进行量化评估的分级标准。该标准最早由蔡尔德（Child）于 1964 年提出。Child–Pugh 评分标准主要包括五个指标：肝性脑病、腹水、白蛋白、凝血酶原时间和胆红素水平。按照肝性脑病的有无及其程度、腹水、血清胆红素、血清白蛋白浓度及凝血酶原时间 5 个指标的不同程度进行评分，评分越高，则肝脏储备功能越差：A 级为 5 ~ 6 分，肝功能最好；B 级为 7 ~ 9 分；C 级为 10 ~ 15 分，肝功能最差。

表 1–4 　Child–Pugh 肝脏疾病严重程度记分及分级

临床生化指标	1 分	2 分	3 分
肝性脑病	无	1 ~ 2 级	3 ~ 4 级
腹水	无	轻度	中、重度
总胆红素（μmol/L）	< 34	34 ~ 51	> 51
白蛋白（g/L）	> 35	28 ~ 35	< 28
凝血酶原时间延长（秒）	< 4	4 ~ 6	> 6

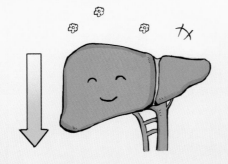
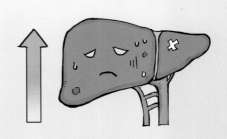

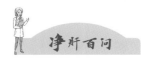
9. 为什么中医学认为春季当养肝?

　　春季是自然界万物复苏、生长的季节，按照中医学的"五行"理论，春季与"木"相对应，肝在中医学五行理论中属"木"，"木曰曲直"，意为升发、生长、条达、舒畅之意（图1-6）。因此，春气通肝，春天肝气旺盛，春季养肝可以升发体内阳气，促进气血通畅；而春天机体活动量增加，新陈代谢逐渐加快，容易导致肝病复发，通过养肝可以调整人体内各脏腑功能，使机体代谢平衡，从而预防肝病，降低肝病复发的风险。

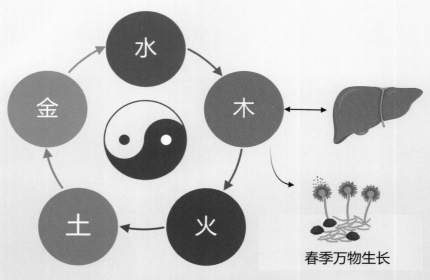

春季万物生长

图1-6　"木"与肝脏的关系

10. 家属能为肝病患者做些什么？

将肝病当作慢性病来管理，定期随访监测，及时发现并处理肝病并发症，可显著改善患者预后。在此过程中，肝病患者家属的配合极为重要。以下是家属能为肝病患者做的事情。

（1）督促患者按时吃药和复查

出院时，医师会依据患者的具体病情为其开具药物。家属需督促患者，确保其遵医嘱按时、按量服用药物。对于医师开具的中药饮片，需按照正确的煎煮方法来煎煮。另外，还需要注意药物的保存条件，以确保药物的药效不受影响。家属还应提醒和协助患者，定期到医院进行复查，这样可以让医生及时了解患者的治疗效果和病情变化，从而可以随时调整治疗方案，提高整体疗效。

（2）包容和关爱心理健康

中医学认为，肝与情绪调节有着密切的关联，因此肝病患者往往会出现焦虑和抑郁等心理问题。患者的心理状态可受家属心理状态的直接影响，为了提升肝病患者的生活质量，家属应为患者提供一个整洁、安全和温馨的环境，这不仅能够增强患者抵抗疾病的信心和勇气，用其更积极的态度面对疾病。当患者感受到家人坚定的决心和力量时，患者在心理上会感到有所依靠，这有助于其保持良好的心理状态，从而增强免疫功能并提高生活质量。

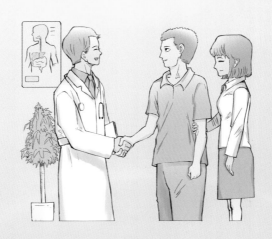

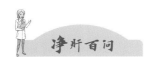

（3）监督和管理饮食、运动

饮食和运动对肝病患者有比较大的影响。肝病患者的饮食和运动需要有家属的监督和管理。家属应当根据医师的意见，对患者的饮食和营养补充做出相应的调整。家属应鼓励患者从实际出发，选择其喜欢且易于坚持的运动项目，运动量适合患者的身体条件，同时必须考虑安全问题，将安全、效果与兴趣三者统一起来，科学地进行适量的运动。

（4）观察潜在严重并发症

当患者的肝区突然出现剧烈疼痛，并伴有头晕、眼花和血压下降等症状时，或当患者的大便呈黑色、咖啡色或红色，而患者并没有食用猪血或大量绿叶蔬菜等食物时，应警惕可能发生的消化道出血。家属需要不定期检查患者的呕吐物和大便颜色以便及早发现迹象。若患者出现呕血，这可能是因为门静脉高压引发的胃底食管静脉破裂出血。遇到上述任一情况，都应立刻通过电话咨询医师，并应迅速送患者到最近的医院就诊。在运送患者途中，务必注意让患者的头部微微偏向一侧，并且要及时清理呕吐物。这样做的目的是确保患者呼吸道畅通，避免由呼吸道阻塞导致的生命危险。

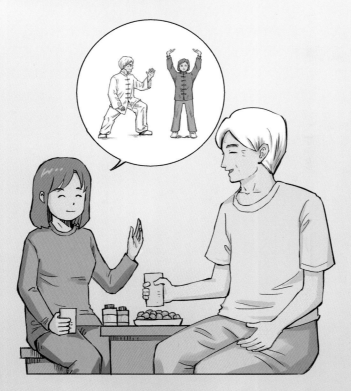

2

第二章

病毒性肝炎

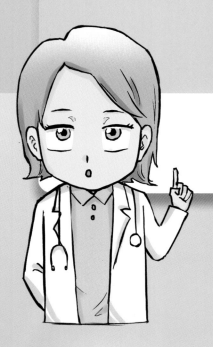

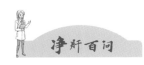
11. 什么是病毒性肝炎?

　　病毒性肝炎是一种由病毒引起的肝脏炎症疾病,初期可能没有症状,或者表现为乏力、发热、恶心、黄疸等症状。通过血液检测可以诊断病毒性肝炎。部分病毒性肝炎可以自愈,部分则需要药物治疗,严重者甚至会导致肝硬化和肝癌。常见的病毒性肝炎主要有甲型、乙型、丙型、丁型和戊型肝炎。我国最常见的肝炎类型是乙型肝炎,简称"乙肝"。

　　通常,病毒性肝炎涉及"携带者"和"患者"两种不同的表述。肝炎病毒携带者是指体内携带有肝炎病毒[如乙肝病毒(HBV)],但病毒活动低,肝脏没有明显的炎症或纤维,有一定的传染性,但通常传染风险较低。病毒性肝炎患者是指由于肝炎病毒感染导致肝脏出现炎症、损伤和功能异常的个体,血清中病毒载量可能较高,肝细胞受到炎症损伤,ALT 和 AST 等指标可能升高,有较高的传染性。

　　有些病毒携带者最终可能发展成肝炎患者,也有些肝炎患者病毒活动减轻后变成病毒携带者,因人而异。无论是肝炎病毒携带者还是病毒性肝炎患者,都需要定期进行肝功能检查和病毒载量检测,并按医师的建议进行相应的治疗并采取预防措施。

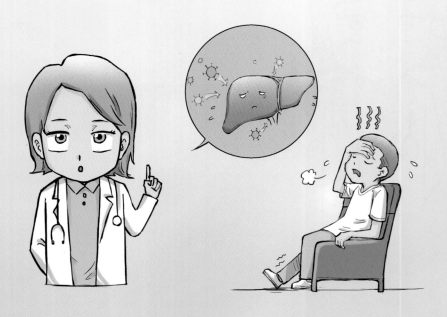

12. 如何预防病毒性肝炎？

　　预防病毒性肝炎的关键是接种疫苗和避免与病毒接触。然而，并不是所有病毒性肝炎都有对应的疫苗（图 2-1）。目前，只有甲肝疫苗、乙肝疫苗、戊肝疫苗。虽然目前尚无丙肝疫苗，但丙肝已可以被治愈。

　　此外，避免与病毒接触，注意个人卫生，避免无保护的性行为和不共用针头等对于预防病毒性肝炎非常重要。

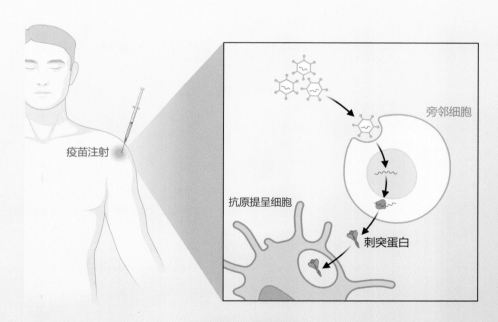

图 2-1　疫苗注射

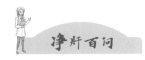

13. 如何判断是否感染肝炎病毒？

　　判断是否携带肝炎病毒，需要去医院抽血化验。HBV 感染检测通过抽血化验检测 "乙肝两对半" 即可，如果 HBV 表面抗原（HBsAg）阳性，则考虑 HBV 感染。抗 -HAV、抗 -HCV、抗 -HDV 和抗 -HEV 等，分别用于检测甲型、丙型、丁型、戊型肝炎病毒感染情况。有意思的是，丁型肝炎病毒（HDV）只在有 HBV 存在的情况下才能被复制。因此，只有乙肝患者或携带者才可能被 HDV 感染，通常只有在乙肝患者或 HBV 携带者中才进行丁型肝炎的检测。

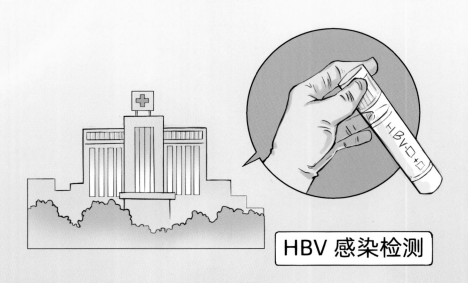

HBV 感染检测

14. 什么是"大三阳""小三阳"？

　　"大三阳"和"小三阳"是指 HBV 感染者在血液检测中的一种常见表现。这两个术语主要与乙肝的 3 个重要抗原和抗体有关：HBsAg、HBVe 抗原（HBeAg）和 HBV 核心抗体（HBcAb）。

　　（1）"大三阳"

　　HBsAg、HBeAg 和 HBcAb 都呈阳性。这通常表示 HBV 在体内有较强的复制活动，病毒量较多，传染性较强。这种情况常见于乙肝急性期或慢性活动期。

　　（2）"小三阳"

　　HBsAg 和 HBcAb 呈阳性，而 HBeAg 呈阴性。这通常表示 HBV 在体内的复制活动较弱，病毒量较少，传染性较低。这种情况常见于乙肝的慢性稳定期或恢复期。

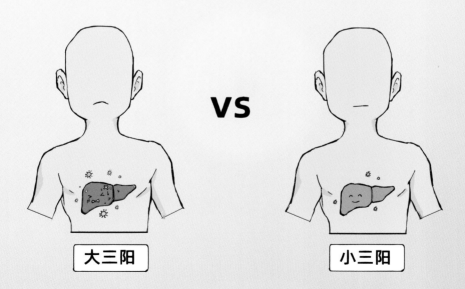

VS

大三阳　　小三阳

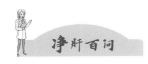
15. 乙肝患者会将病毒传染给配偶吗?

HBV可通过多种途径传播,包括血液传播、性接触传播和母婴传播。因此,HBV携带者或患者确实有可能将病毒传播给配偶。具体可采取以下预防措施。

(1)接种疫苗

乙肝疫苗是预防HBV感染的最有效方式;没有感染HBV的配偶应该接种乙肝疫苗。

(2)安全性行为

采取安全性行为措施,使用安全套可以减少性接触传播的风险。

(3)避免共用个人用品

不共用针头、剃须刀、牙刷或其他可能沾有血液的个人用品。

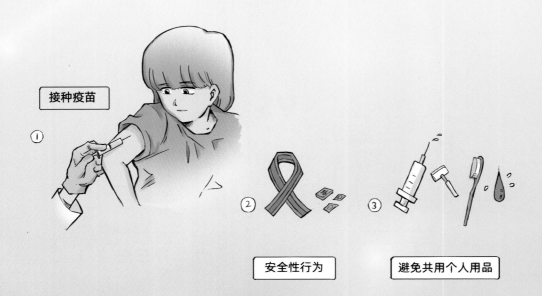

接种疫苗

安全性行为　　避免共用个人用品

16. 乙肝患者会将病毒传染给新生儿吗？

HBV 可以通过母婴传播（图 2-2）。感染 HBV 的孕妇可能在分娩时将病毒传染给新生儿。孕妇应进行 HBV 检测，如果结果为阳性，应采取预防措施：出生后 12 小时内给新生儿注射乙肝免疫球蛋白，并在其不同部位注射乙肝疫苗，降低新生儿感染风险。

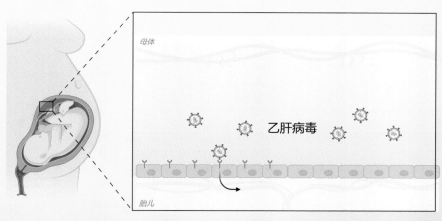

图 2-2　HBV 母婴传播

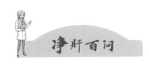
17. 乙肝病毒会通过母乳传播吗？

　　可以。婴儿在出生的时候，易感染母体 HBV，母乳中亦能携带 HBV，尤其是 HBsAg 阳性的母亲会增加母乳传播风险。新生儿在出生 12 小时内接种了乙肝免疫球蛋白和乙型疫苗后，可接受 HBsAg 阳性母亲的哺乳。

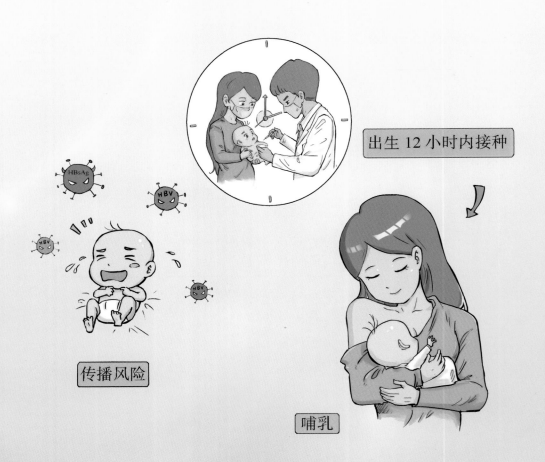

出生 12 小时内接种

传播风险

哺乳

18. 乙肝抗病毒药需要吃到什么时候？

乙肝抗病毒治疗是一个长期过程，其目的是控制病毒复制，减少肝脏炎症和纤维化，防止肝硬化和肝癌的发生。肝病患者是否需要长期服用抗病毒药可根据图 2-3 来判断。

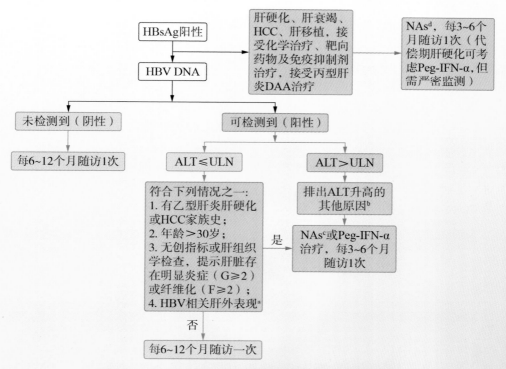

图 2-3　慢性 HBV 感染抗病毒治疗适应证的选择流程图

注　HCC：肝细胞癌；DAA：直接抗病毒药物；NAs：核苷（酸）类似物；ALT：丙氨酸转氨酶；ULN：正常值上限；Peg-IFN-α：聚乙二醇干扰素 α；[a]：HBV 相关的肝外表现：肾小球肾炎，血管炎等；[b]：排除 ALT 升高的其他原因：其他病原体感染、药物或毒物服用史、乙醇服用史、脂肪代谢紊乱、自身免疫紊乱、肝脏淤血或血管性疾病、遗传代谢性肝损伤、全身性系统性疾病等；[c]：NAs：恩替卡韦、富马酸替诺福韦酯、富马酸丙酚替诺福韦或艾米替诺福韦；[d]：NAs：恩替卡韦、富马酸替诺福韦酯或富马酸丙酚替诺福韦［引自《慢性乙型肝炎防治指南（2022年版）》］

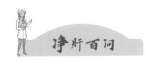
19. 乙肝患者怀孕需要注意什么？

乙肝患者在妊娠期需要特别注意营养调理，以保护肝脏，支持胎儿的健康发育，并维持身体健康。在此基础上，还需要注意以下几个方面。

（1）育龄期及备孕期女性均应筛查 HBsAg，对于 HBsAg 阳性者需要检测 HBV DNA。

（2）妊娠前或妊娠期间开始服用抗病毒药物的慢性乙肝孕产妇，产后应继续抗病毒治疗，并根据病毒学应答情况，决定是继续原治疗方案，还是换用其他抗病毒药物或 Peg-IFN-α 继续治疗。

（3）对于妊娠期间首次诊断慢性乙肝的患者，其治疗适应证同普通慢性乙肝患者，可使用替诺福韦酯抗病毒治疗。

（4）对 HBsAg 阳性的孕妇，应尽量避免羊膜腔穿刺，以保证胎盘的完整性，减少新生儿暴露于母血的机会，降低感染风险。

（5）抗病毒治疗期间意外妊娠患者，若使用替诺福韦酯治疗，建议继续妊娠；若使用恩替卡韦，可不终止妊娠，建议换用替诺福韦酯治疗；在不想终止妊娠时，避免使用干扰素，可换用替诺福韦酯治疗。

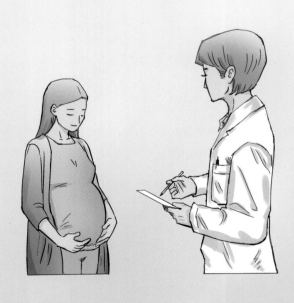

20. 乙肝患儿需要注意什么？

人们对儿童的药物使用历来是慎重的。乙肝患儿的治疗需要注意以下几个方面。

（1）对于活动性慢性乙肝或肝硬化患儿，应及时进行抗病毒治疗。

（2）ALT 升高的 HBeAg 阳性的慢性乙肝患儿可选用有限疗程的普通干扰素 α 或抗病毒药物，以实现临床治愈（HBsAg 阴转伴或不伴抗 –HBs 出现）。

（3）ALT 正常，但组织学检查显示存在肝炎的患儿，应及时接受抗病毒治疗。

（4）对于进展期肝病或肝硬化患儿，无论年龄大小，均应及时进行抗病毒治疗，但需考虑长期治疗的安全性及耐药问题。

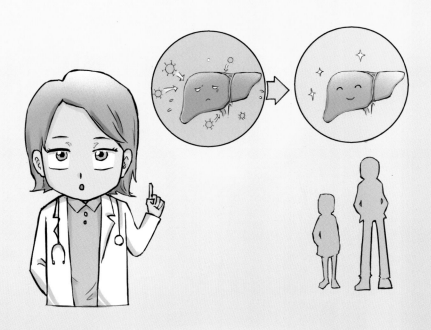

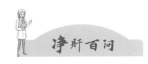
21. 中医学如何看待乙肝？

中医学认为肝主"疏泄"，与五行中的木相对应，喜好"条达"，不喜欢压抑。HBV 感染肝脏后，肝的"疏泄""条达"功能受到影响，会出现心情不畅、精神萎靡和消化不良的表现，久之则会影响肝血的调节，出现血瘀和毒素积累。

因此，也可把 HBV 当成"毒"的一种，其长期积累会进一步发展成"癌毒"，导致肝癌。

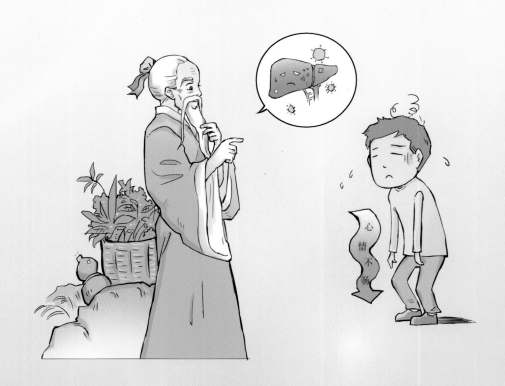

22. 中医药能治疗乙肝吗?

目前临床上治疗乙肝，抗病毒是主流。但这并不是说所有的乙肝患者都只能用抗病毒治疗，或必须用抗病毒治疗。中西医同道都认为：抗病毒治疗是有适应证的。中西医结合治疗乙肝具有以下两大优势。

（1）增效减毒

HBV 感染后导致肝细胞炎症坏死是疾病进展的重要病理生理过程。抗病毒药在杀伤病毒的同时，也会带来一定的毒副作用。既往有研究证实，甘草酸制剂、水飞蓟素制剂等具有抗炎、抗氧化和保护肝细胞等作用，可减轻肝炎损伤。中医药可以发挥对肝脏的保护作用，实现增效减毒。

（2）个体化治疗

对于一些慢性乙肝患者，虽然肝功能正常但有临床症状，如胁痛、失眠、乏力、精神差、饮食不佳、心情抑郁、气色差等，影响患者生活质量。中医药在辨证精准的基础上，可有效改善此类症状，提升乙肝患者整体的疗效。

因此，中医药能治疗乙肝，中西医结合治疗乙肝更好。

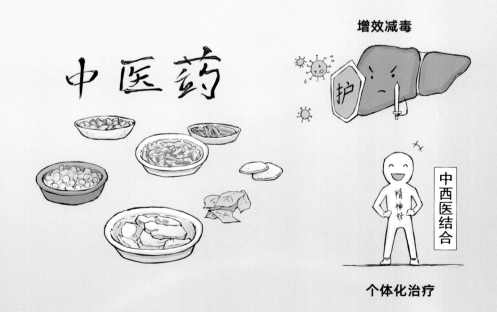

增效减毒

个体化治疗

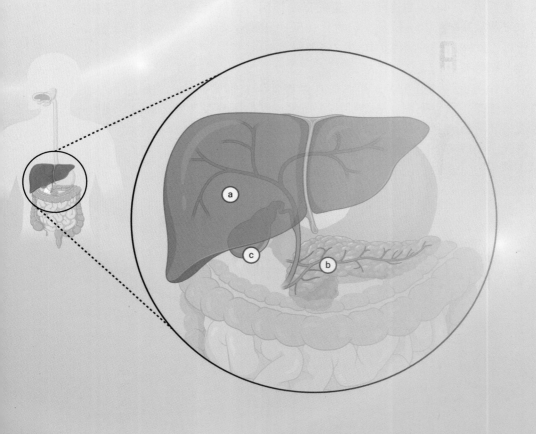

3

第三章

脂　肪　肝

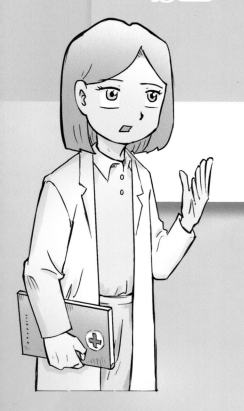

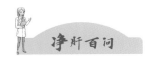

23. 什么是脂肪肝？

　　脂肪肝是脂肪性肝病（FLD）的简称，是肝脏中积聚过多脂肪的状态，以含三酰甘油的巨液泡形式积累在肝细胞中，从而造成脂肪变性。脂肪肝是常见的肝脏病理改变，而非独立的疾病。临床上主要通过 B 超、CT 等影像学检查发现。

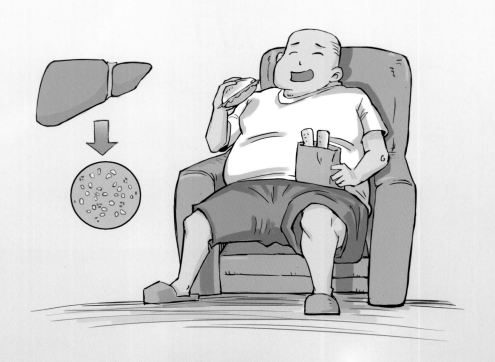

24. 脂肪肝的病因是什么?

　　2015 年发布的《中国脂肪肝治疗指南》显示，我国成人脂肪肝患病率已经达到 12.5% ~ 35.4%，发病率已经排到了肝病的第一位。肝脏是脂类合成、运转和利用的场所，并不能大量储存脂肪。当肝脏内脂肪运转失去平衡，脂肪在肝细胞内大量积聚，就会形成脂肪肝。权威资料表明，肥胖症、酒精中毒和糖尿病是脂肪肝最主要的三大病因。

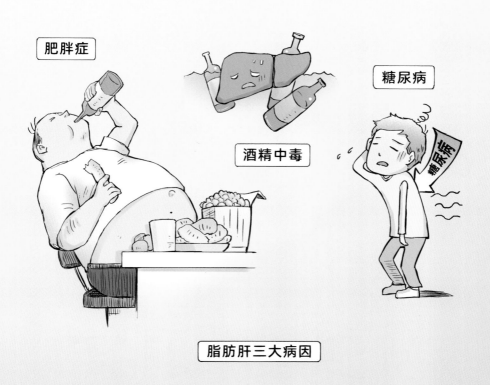

脂肪肝三大病因

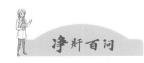

25. 为什么不饮酒也会得脂肪肝？

　　脂肪肝主要有两类：一类是酒精性脂肪肝，由酗酒导致的，简称酒精肝，临床上以肝大为最常见体征，其次为肝区痛及压痛；另一类是非酒精性脂肪肝，是由除酒精外的其他原因（如肥胖、胰岛素抵抗等）导致肝脏中脂肪堆积过多而造成的，且具有胰岛素抵抗的特性。少部分脂肪肝患者两类情况均存在。从肝脏的微观形态上很难分辨酒精性脂肪肝和非酒精性脂肪肝，它们都在不同阶段显示微囊泡和巨囊泡脂肪改变。因此，患者就诊时需要如实向医师描述病史，尤其是饮酒史。

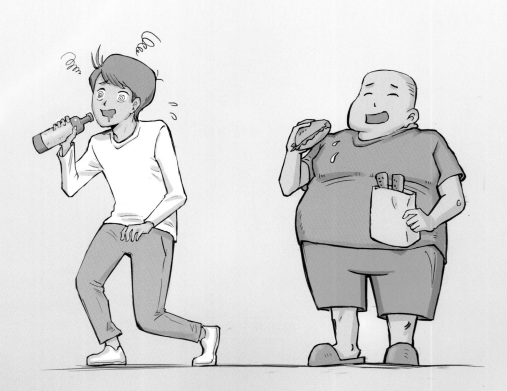

26. 如何判断是否过量饮酒?

　　长期大量饮酒可导致酒精性肝病，目前我国界定过量饮酒的标准为：一般超过 5 年，折合酒精量男性 ≥ 40 g/d，女性 ≥ 20 g/d，或 2 周内有大量饮酒史，折合酒精量 ＞ 80 g/ 次。显然，不同度数（即酒精含量）的酒其酒精含量不同，纯酒精含量（g）的计算公式为：

　　酒精量（g）＝饮酒量（mL）× 酒精含量（%）× 0.8（酒精比重）

　　例如，饮用二两（即 100 mL）50° 的白酒，其酒精量为 100 × 0.5 × 0.8 ＝ 40 g。

　　需要注意的是，啤酒度数是指啤酒的生产原料麦芽汁的浓度，而非酒精含量。12° 啤酒的酒精含量为 3.3% ~ 5%。

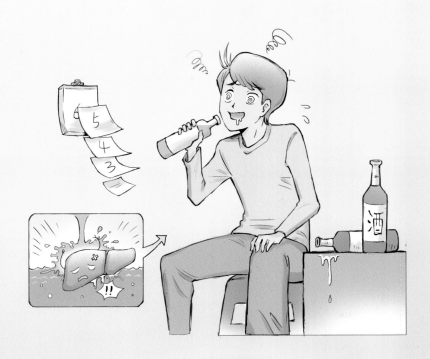

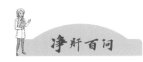
27. 非酒精性脂肪肝与非酒精性脂肪性肝炎是什么关系？

　　非酒精性脂肪性肝病分为非酒精性脂肪肝和非酒精性脂肪性肝炎（NASH），前者定义为存在≥5%的肝脂肪变性，但没有气球样变的肝细胞损伤证据，后者定义为存在≥5%的肝脂肪变性，且伴有肝细胞损伤的炎症（如气球样变），可并发或不并发纤维化。12%～40%的非酒精性脂肪肝可进展为非酒精性脂肪性肝炎（干预得当则可逆），造成肝细胞损伤，进一步发展为肝硬化和肝细胞癌（图3-1）。

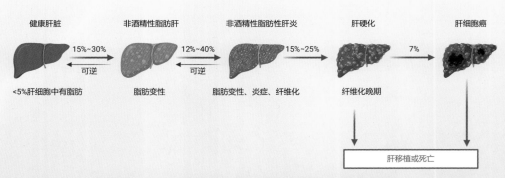

图 3-1　非酒精性脂肪肝与非酒精性脂肪性肝炎的关系

28. 为什么不胖也会得脂肪肝？

肥胖是非酒精性脂肪肝的重要影响因素，但不是脂肪肝的唯一影响因素。脂肪肝人群中，有一部分人体重指数正常，但是他们的脂肪分布是异常的，腹部和内脏脂肪含量升高。究其原因，遗传、胰岛素抵抗也可能导致非酒精性脂肪肝，而酗酒则可以导致酒精性脂肪肝。此外，如果患有高血压和高血脂，也可能增加脂肪肝的风险；长期使用糖皮质激素，也可能导致脂肪肝。因此，脂肪肝并非胖子的"专利"，体重正常者也需要予以关注。

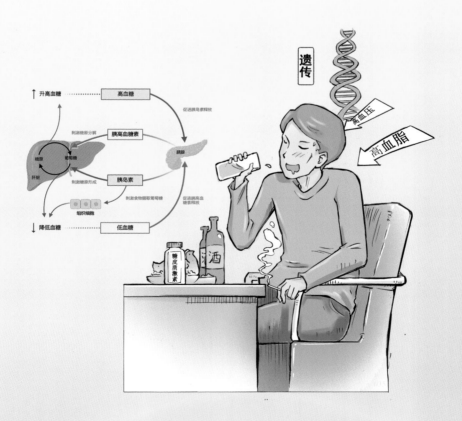

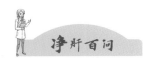
29. 脂肪肝的并发症有哪些?

　　尽管在通常情况下，脂肪肝不会发展为肝损伤或脂肪性肝炎，但它也有可能导致肝硬化、肝癌、肝衰竭或心血管疾病等并发症。因此，发现脂肪肝后应当尽早进行治疗、调整生活方式，患者切不可掉以轻心。

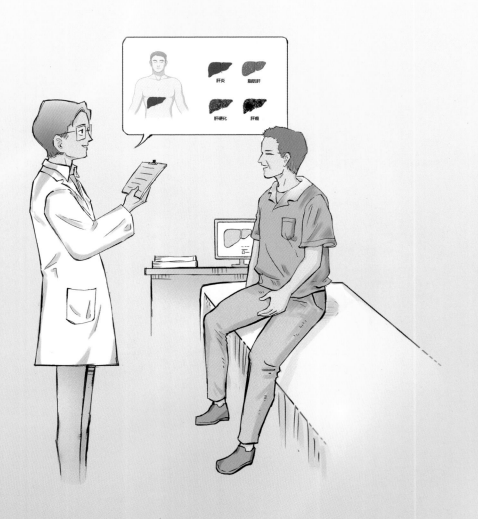

30. 如何预防脂肪肝？

采用中西医结合理念与方法，在患者及其家属积极配合下，预防脂肪肝是完全可能的。饮酒与酒精性脂肪肝发生密切相关。因此，控制饮酒可以有效预防酒精性脂肪肝。多坐少动的生活方式，高脂肪、高热量的膳食结构，以及生活懒散、经常熬夜等因素，与非酒精性脂肪肝发生密切相关，改变不良生活方式是基础。

健康的行为习惯是预防与调养脂肪肝的基石，包括：均衡营养、合理运动以及保持良好心态，并戒除酗酒、吸烟、不规律进食、惰性行为等不良习惯。

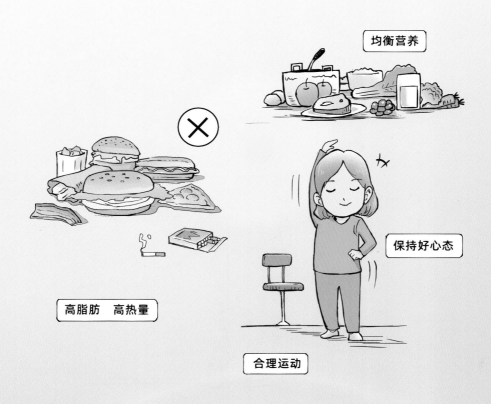

均衡营养

保持好心态

高脂肪 高热量

合理运动

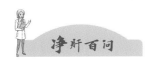

31. 脂肪肝患者什么情况下必须到医院就诊？

　　脂肪肝患者通常具有潜在不同的心血管风险，B超发现的肝脏脂肪变性和肝功能检查发现的转氨酶异常包含预后各异的临床疾病，初次就诊应至医院相关专科，以获得准确的诊断和合理的评估。自行治疗（包括行为治疗和药物治疗）3个月无效者，应再次就诊，治疗过程中如出现转氨酶增高、乏力加重、体重不降或下降过快、食欲减退、肝区疼痛，或小便、身目发黄等情况，应及时就诊。

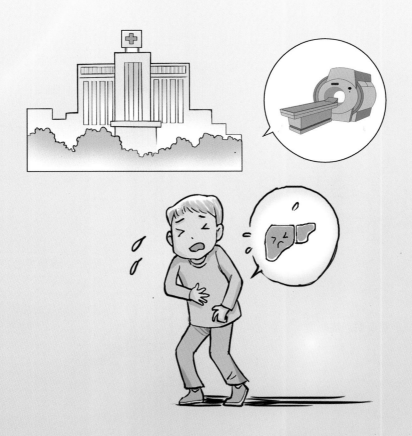

32. 脂肪肝患者需要做哪些检查?

　　每 1~3 个月，患者应测量体重、腰围、臀围和血压。每 3~6 个月，需要检测全血细胞计数（俗称血常规）、超敏 C 反应蛋白、肝功能、血脂、血糖和血尿酸。另外，每半年至 1 年进行一次上腹部 B 超检查。增强 CT 扫描和磁共振检查主要用于明确 B 超所发现的局灶性脂肪肝、弥漫性脂肪肝及脂肪肝伴有的肝占位性病变。对于有条件的患者，可以同时进行肝脏瞬时弹性检测（如 FibroScan 或 FibroTouch），这有助于定量检测肝纤维化和肝脂肪变化的程度。若需明确脂肪肝或转氨酶异常的原因，或者疑似存在脂肪性肝炎，特别是对于可能有进展性肝纤维化的患者，可以考虑进行肝穿刺活检以进行病理学检查。

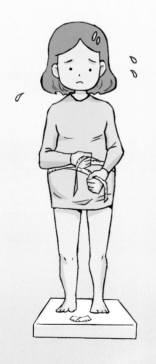

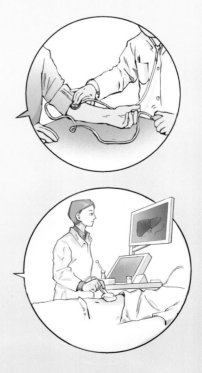

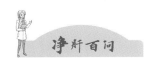

33. 乙肝合并脂肪肝怎么办?

乙肝合并脂肪肝在临床中并不少见。较之于单纯的乙肝和脂肪肝,乙肝合并脂肪肝更容易进展为肝硬化和肝癌。乙肝合并脂肪肝涉及对乙肝和脂肪肝两个不同的肝脏疾病的综合管理和治疗,情况相对复杂,建议患者至医院接受专业治疗。

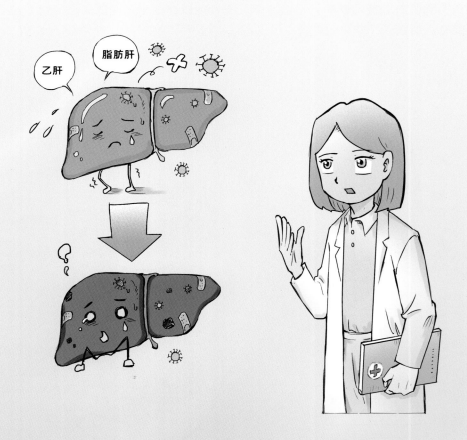

34. 脂肪肝会遗传吗?

　　有肥胖症、糖尿病、高脂血症和脂肪肝家族史的人，发生脂肪肝的概率高于一般人群。此外，家庭成员的饮食和生活习惯会相互影响，而饮食和生活习惯对于脂肪肝的形成具有重要影响。

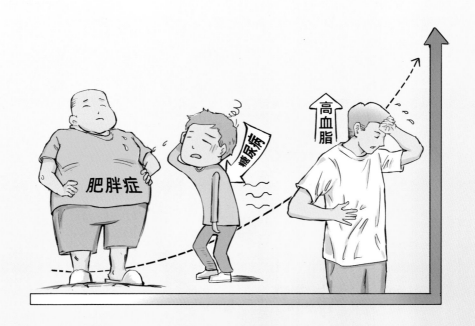

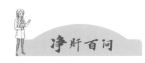
35. 妊娠期急性脂肪肝严重吗？

妊娠期急性脂肪肝，是妊娠晚期特有的致命性的少见疾病。该病起病急骤，病情变化迅速，病情凶险，可发生在妊娠 28～40 周，多见于妊娠 35 周左右，致死率高。初期常表现为持续的消化道症状，如恶心、呕吐、乏力，可伴有不同程度的厌食、疲倦、上腹痛、进行性黄疸等，易被误诊为胃肠道疾病。病情进一步加重，可累及多器官系统，严重时危及母儿生命。妊娠期急性脂肪肝一经诊断，尽快终止妊娠是改善母儿预后的关键。若短时间内无法经阴道分娩，应在改善凝血功能后尽快剖宫产终止妊娠。

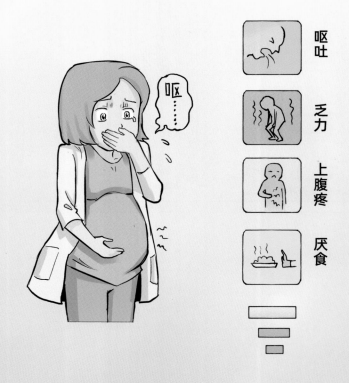

36．孕妇如何预防急性脂肪肝？

　　孕妇在孕期应保持健康的饮食，不盲目进补一些高营养和高脂肪的食物，注意养成少食多餐的习惯，合理营养，适当运动，保持健康的生活方式，以避免脂肪肝的发生。

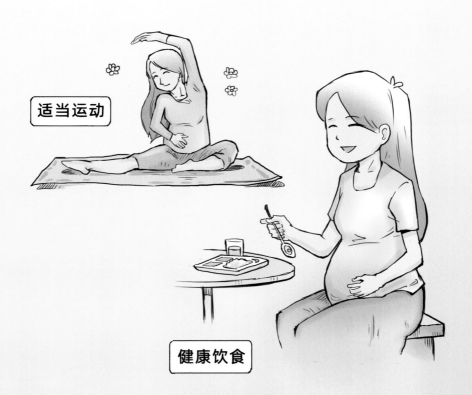

适当运动

健康饮食

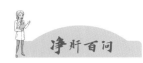

37. 儿童也会得脂肪肝吗？

肥胖是儿童患脂肪肝的主要原因。我国一项临床调查显示：肥胖儿童中脂肪肝发病率为 38%，中、重度肥胖儿童脂肪肝发病率超过 68%。儿童脂肪肝如不及时治疗，随着时间的推移，会发展成肝炎甚至肝硬化。此外，可同时或在成年后并发糖尿病、心血管疾病等多种严重疾病。

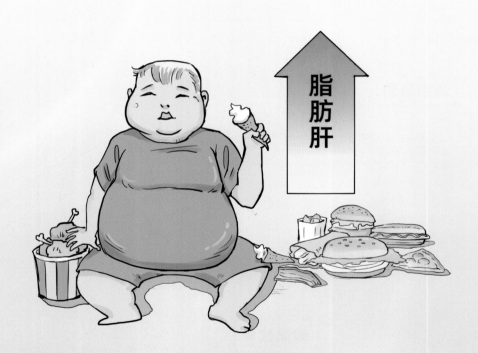

38. 如何预防儿童脂肪肝?

（1）合理膳食

在保证儿童正常生长发育的基础上，三餐膳食合理搭配，控制总热量摄入，低糖，低脂肪，避免动物性脂肪的摄入，高蛋白饮食（足够的蛋白质能帮助清除肝内脂肪）。少喝含糖饮料、不吃或少吃油炸食品、减少奶油蛋糕、肥肉等饱和脂肪含量高的食物摄入。保证优质蛋白的摄入，如牛奶、鸡蛋、鸡肉、鸭肉、鱼肉、兔肉等，适当摄入"红肉"。适当摄入新鲜水果，多吃绿色蔬菜，保证一定的膳食纤维摄入，在饭菜中搭配好粗细粮。

（2）增加运动

限制久坐行为，控制看电视、玩电脑的时间。坚持户外体育锻炼，选择中等强度的有氧运动可以有效消耗脂肪，如慢跑、步行、骑自行车、跳绳、上下楼梯、滑冰、滑雪、做广播操、打太极拳、打羽毛球、打乒乓球等。进行体育锻炼时，要从小运动量开始，循序渐进，逐步达到适当的运动量，以达到消耗体内脂肪的目的。

（3）定期进行健康体检

儿童脂肪肝常常无明显特异性症状和体征，主要通过体检、血化验或一些特殊检查来发现，因此定期为儿童进行健康查体至关重要。

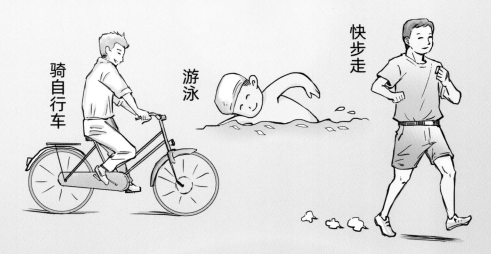

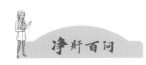
39. 脂肪肝患者应滴酒不沾吗？

　　虽然大量饮酒确实会增加肝脏脂肪变性的风险，但少量或适量饮酒（偶尔饮酒一次）会降低脂肪变性的风险。这一点已经得到科学家的证实。考虑到我国酒桌文化盛行，每个人的酒量有差异，脂肪肝患者可自行根据情况少量饮酒，但是男性最多不要超过 40 g/d，女性最多不要超过 20 g/d。

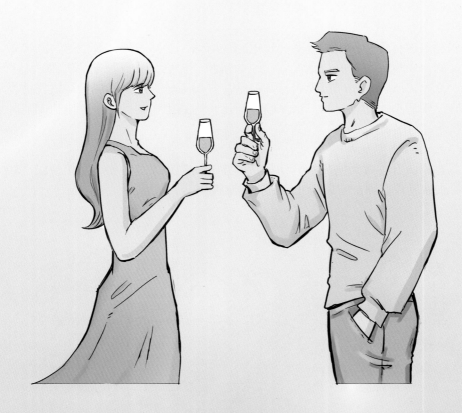

40. 为什么长期吃素也患脂肪肝？

长期吃素也可能患脂肪肝。血脂异常不仅仅是由于过量脂肪摄入造成的，不均衡的饮食结构，无论是偏于肉食或素食，都可能导致体脂代谢失调，从而引发高血脂。真正的健康饮食应坚持低盐、低油和低脂的"三低"原则，缺一不可。有的人可能主要吃素，但如果在烹饪时使用过多的油，这仍然对血脂健康不利。非酒精性脂肪肝患者需要控制总热量摄入，实施低糖和低脂的平衡膳食，减少含糖饮料以及饱和脂肪（如动物脂肪）和反式脂肪（如油炸食品）的摄入，并适量增加膳食纤维（如豆类、谷物类、蔬菜和水果等）的摄入。通过每天减少 500 ~ 1 000 kcal 的热量摄入，约在半年的时间里，个体体重指数（BMI）可降低 5% ~ 10%。

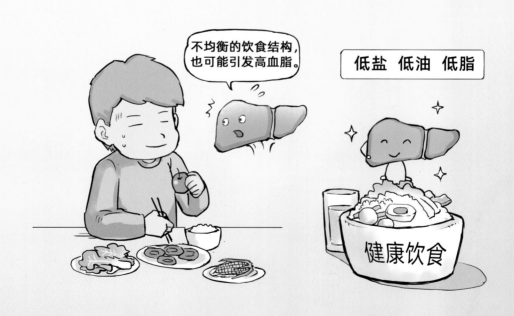

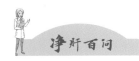

41. 脂肪肝患者运动需要注意什么？

对于脂肪肝患者来说，优先推荐的运动方式是中等量的有氧运动，如骑自行车、快步走、游泳或跳舞。建议每周进行至少 4 次此类运动，每次持续 40～60 分钟，以保证运动过程中心率达到每分钟（170 一年龄）次。此外，每周进行 2 次轻至中度的阻力性肌肉运动，如举哑铃或俯卧撑，将带来更好的效果。脂肪肝患者在选择运动项目时，应考虑个人的实际情况和偏好，挑选自己喜欢且易于长期坚持的运动。运动量应适应个人的身体状况，并且运动强度要达到有效心率标准。在进行运动时，还需要注意安全因素，比如个人的体能、脊柱、关节和心肺的承受能力，以及运动场地和设施的条件等。同时，也要确保运动能达到预期的效果，如减轻体重、减小腰围和减少肝内的脂肪沉积。总之，脂肪肝患者应综合考虑安全性、效果和个人兴趣，科学地进行锻炼。

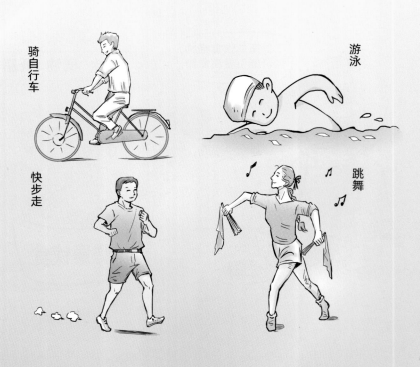

骑自行车　游泳　快步走　跳舞

42. 中医学如何认识脂肪肝?

　　脂肪肝病是西医学病名,在中医学古籍中没有记载,现多依据其症状和病机归属于中医学"肝癖""湿阻""胀满""积证""胁痛"等病证的范畴。中医学认为,其发病与以下因素有关:饮食失调,损伤脾胃;情志内伤,肝脾不调;久病失调,精血亏损;等等。发病机制主要包括:肝失疏泄,气机不畅,肝血瘀滞;脾失健运,湿邪内生,痰浊内蕴;肾精亏损,阴伤气弱,痰瘀凝滞。病理基础为脾虚、痰凝、气滞、血瘀。涉及的脏腑主要为肝(胆)、脾、肾。证候特征为本虚(脾气虚、肝肾亏损)、标实(痰、气、血瘀结)。脂肪肝常与肥胖、高血压病、糖尿病等伴发,是一种复杂的、整体性的代谢性疾病。

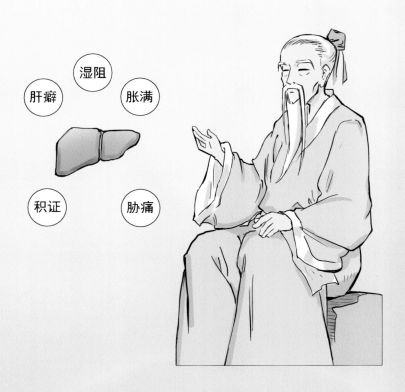

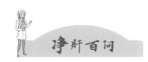

43. 中医治疗脂肪肝有哪些优势?

迄今为止,西医仍未完全明确脂肪肝的发病机制,因此也缺乏有效的药物。而中医药整体调节和多层次、多靶点作用的特点,以及较好的安全性是治疗该病的主要优势。在中国临床实践中,大部分脂肪肝患者已经接受了中医药治疗。只要运用合理,辨证施治准确,中药对脂肪肝的疗效是肯定的。临床疗效优势主要体现在 3 个方面:① 明显改善症状;② 显著保肝降酶;③ 长期治疗或可逆转脂肪肝。

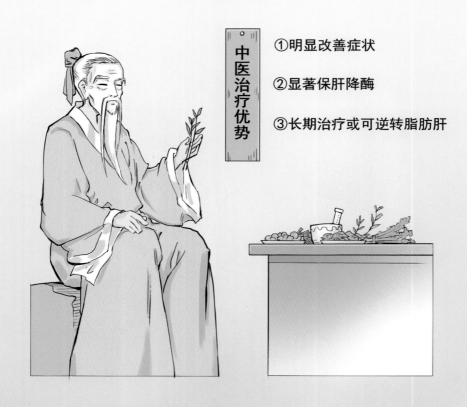

中医治疗优势

①明显改善症状

②显著保肝降酶

③长期治疗或可逆转脂肪肝

44. 脂肪肝可以吃哪些中药?

  中医治病讲究辨证论治,对脂肪肝的治疗也遵循这一原则。不同的脂肪肝患者,有不同的证型类别,需要采用不同的方药进行治疗。方药是根据中药的四气、五味以及功效决定的。因此,很难说哪些中药对某一类型的脂肪肝患者有益。也就是说,对某一证型有益的中药,对另一证型可能无效,甚至适得其反。中药也并非都是安全的,因此,不建议患者自我辨证后自行购买中药治疗,需在专业医师指导下进行辨病辨证,采用相应的"对症治疗"。

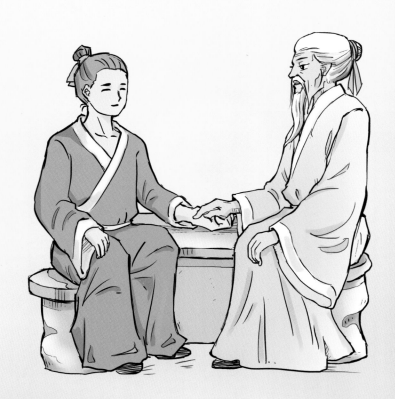

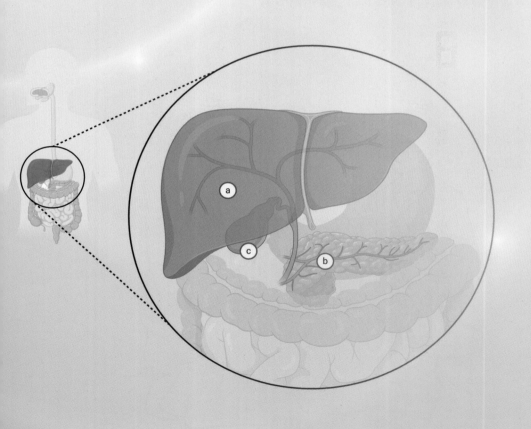

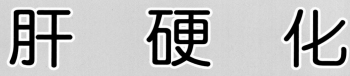

4

第四章

肝 硬 化

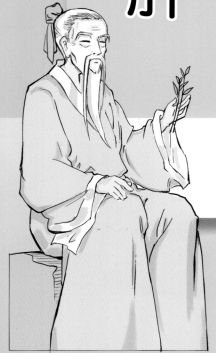

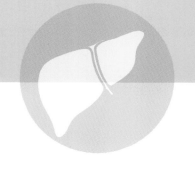

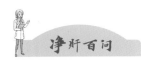
45. 什么是肝纤维化？

　　肝纤维化是肝硬化发展的重要环节，也是各种肝硬化共有的病理改变。肝纤维化是指正常肝组织因受到超出自身修复能力的损伤后，位于窦周隙的肝星状细胞（HSC）活化、增殖并分泌大量细胞外基质（ECM），包括胶原、非胶原糖蛋白和氨基多糖类；ECM 沉积于汇管区，同时其降解明显减少，最终导致纤维组织沉积，形成肝纤维化。肝纤维化进一步发展，汇管区纤维组织向肝小叶中央静脉延伸扩展，再生结节被纤维间隔包绕或残留肝小叶被重新分割，改建为假小叶，进展至肝硬化。

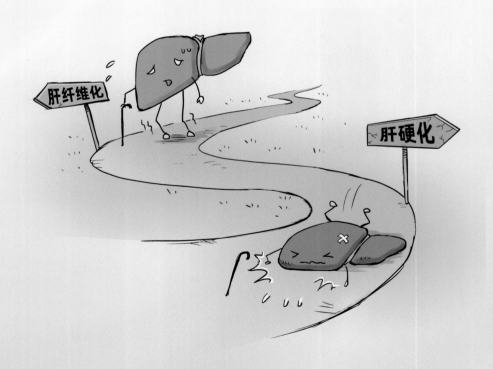

46．什么是肝硬化？

　　肝硬化是由多种病因引起的以弥漫性肝细胞坏死、肝细胞异常再生、血管新生、纤维组织大量增生和假小叶形为组织学特征的进行性慢性肝病。肝硬化病理生理过程主要包括肝细胞变性坏死、纤维组织增生和结节形成三个相互关联的环节。肝细胞变性坏死是肝硬化的起始阶段，多种病因所致的肝细胞变性坏死均可诱导肝细胞再生，这是肝脏对损伤的一种修复机制；但若病因持续存在，异常再生的肝细胞难以恢复正常的肝小叶结构，形成无规则的结节。肝硬化以肝功能减退和门静脉高压为特征性表现，晚期可出现食管胃静脉曲张出血、肝性脑病、肝细胞癌等多种并发症。

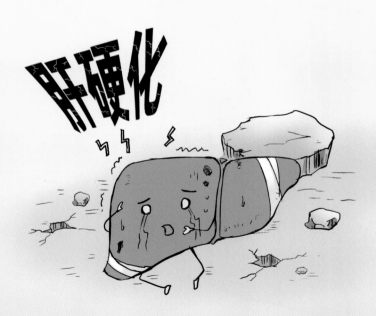

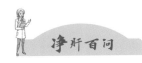
47. 肝硬化的病因有哪些?

肝硬化常见病因包括乙型肝炎，丙型肝炎，酒精、非酒精性脂肪性肝炎，血吸虫病，自身免疫性肝病以及遗传性肝病等多种病因。我国肝硬化最常见的病因为乙型肝炎。随着生活方式的改变，非酒精性脂肪性肝炎导致的肝硬化在我国逐年增加。

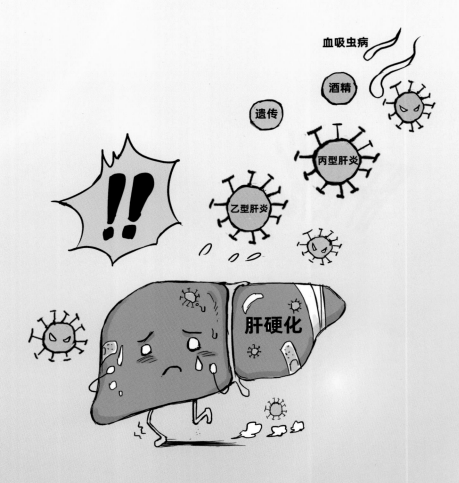

48. 如何诊断肝硬化?

　　肝硬化的诊断应综合考虑肝功能下降和门静脉高压的临床表现（如黄疸、腹水、蜘蛛痣和肝掌）、影像学结果（包括腹部超声、CT 和 MRI）、内镜检查以及实验室检测结果。对于难以诊断的情况，可以进行肝穿刺活检，并尽可能地对病因进行筛查。

　　肝脏瞬时弹性成像是一种通过超声技术测量肝组织中剪切波传播速度的方法，它通过探头振动产生的剪切波来获取肝硬度值（LSM），从而反映肝纤维化的程度。

　　磁共振弹性成像（MRE）是近年来用于无创性诊断肝纤维化的研究焦点，具有高准确性和稳定性，对肝纤维化的分期诊断非常有效。MRE 对肥胖和腹水的影响较小，但检查过程可能相对较长，且费用较高。

　　值得注意的是，通过联合检测天冬氨酸转氨酶－血小板比值指数（APRI）和纤维化-4 指数（FIB-4）等血清学指标诊断肝硬化，其灵敏度和特异度相对较低，且这些指标判断肝纤维化和肝硬化的临界值也会受到病因等多个因素的影响。

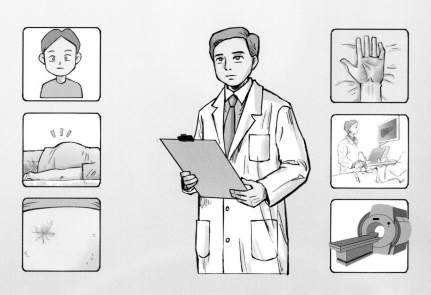

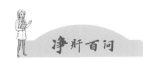
49. 肝硬化代偿期与失代偿期有什么区别?

　　根据病程进展可将肝硬化分为代偿期和失代偿期，根据是否伴有食管胃静脉曲张或腹水等表现，可将肝硬化进一步分为 6 期，其中 1 ~ 2 期为代偿期，3 ~ 5 期为失代偿期，6 期为晚期失代偿期（表 4-1）。代偿期肝硬化进展为失代偿期肝硬化的年发生率为 5% ~ 7%。

表 4-1　肝硬化分期

分期	临床特征
1	无静脉曲张和任何其他并发症 HVPG < 10 mmHg　1a 期 HVPG ≥ 10 mmHg　1b 期
2	出现静脉曲张，但无 EGVB 或腹水
3	出现 EGVB，但无腹水或肝性脑病等失代偿表现
4	出现除 EGVB 以外的任意一项失代偿表现，包括腹水、显性肝性脑病、确定部位的细菌感染（以肺部感染和自发性细菌性腹膜炎为主）、非梗阻性黄疸等，以腹水最为常见
5	出现 2 种失代偿表现
6	反复形成的感染、肝外脏器功能障碍、慢加急性肝衰竭、顽固性腹水、持续性肝性脑病或黄疸

　　注　HVPG：肝静脉压力梯度；EGVB：食管胃静脉曲张出血。1 mmHg ＝ 0.133 kPa。

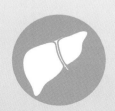

50. 肝硬化的生存期是多久?

　　肝硬化进入失代偿期后，中位生存时间由代偿期的 12 年以上降至 2 ~ 4 年。肝硬化代偿期患者无明显症状或并发症，5 年病死率分别为 1.5% 和 10%；肝硬化失代偿期患者出现食管胃静脉曲张出血（EGVB）、腹水和肝性脑病等并发症，5 年病死率分别约为 20%、30%、88%；肝硬化晚期失代偿期，1 年病死率高达 60% ~ 80%。

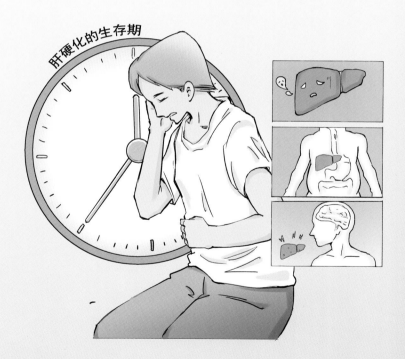

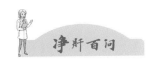

51. 失代偿期肝硬化患者是不是就被判了"死刑"？

　　经积极治疗，失代偿期肝硬化患者的症状可获得显著改善。部分失代偿期肝硬化患者在持续使用利尿剂、乳果糖、利福昔明、非选择性 β 受体阻滞剂等药物以及接受内镜治疗后，能长期避免出现肝硬化急性失代偿事件，如食管胃静脉曲张出血、显性腹水、腹膜炎、肝性脑病和显著黄疸等，这种状态被称为稳定失代偿期肝硬化。

　　另外，有一些失代偿期肝硬化患者，在成功抑制和消除病因的基础上，其腹水（无须利用利尿剂）得以消退，肝性脑病（无须使用乳果糖或利福昔明）不再发作，且至少 12 个月不再发生食管胃静脉曲张出血，同时肝功能指标，如血清白蛋白、胆红素和国际标准化比值（INR）也保持稳定，这种情况被称作再代偿。

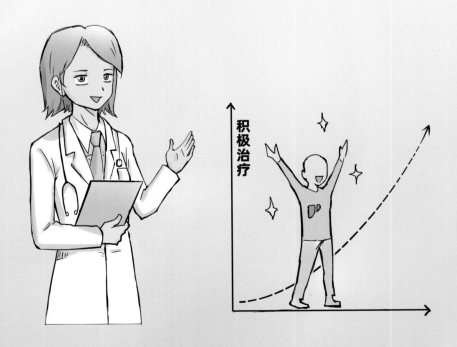

52. 胃镜检查对肝硬化患者有什么意义？

　　胃镜检查是一个在诊断与肝硬化相关的食管胃静脉曲张方面非常有效的工具，也是评估食管胃静脉曲张出血风险的"金标准"。此项检查旨在确认是否存在食管胃静脉曲张，并明确其宽度、位置，以及是否有伴随出血风险的红色征等因素。值得注意的是，那些未伴有食管胃静脉曲张的肝硬化患者每年新发食管胃静脉曲张的比例为7%~8%，而在失代偿期肝硬化患者中，这一比例更高，发展也更迅速。因此，所有初次被诊断为肝硬化的患者都应进行常规胃镜检查，以确定是否有食管胃静脉曲张以及其严重程度。对于没有食管胃静脉曲张的代偿期肝硬化患者，建议每2年进行1次胃镜检查。轻度食管胃静脉曲张患者应该每年接受1次胃镜检查，而失代偿期肝硬化患者则应每半年至1年进行1次胃镜检查。

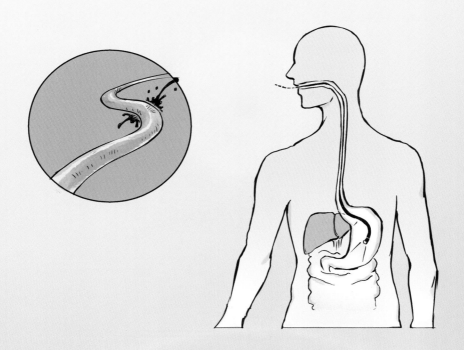

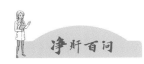

53. 门静脉高压产生的原因是什么？

门静脉压力取决于门静脉系统血管阻力和门静脉血流量。肝窦阻力增加是肝硬化门静脉高压发生的始动因素，门静脉血流量增加是维持和加剧门静脉高压的重要因素。肠道微生态紊乱和全身炎症反应可进一步加重门静脉高压。

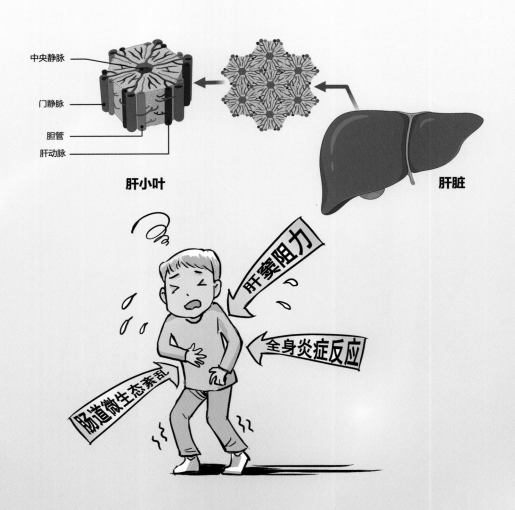

54. 肝硬化腹水产生的原因有哪些?

约 60% 的初诊肝硬化患者 10 年内可发生腹水,代偿期肝硬化腹水年发生率为 5%~10%。肝硬化腹水形成涉及多种病理生理机制,主要原因有门静脉高压、水钠潴留和低白蛋白血症。

(1)门静脉高压

门静脉高压是腹水形成的始动因素。门静脉系统血管内压增高,毛细血管静脉端静水压增高,液体漏入腹腔。当门静脉压力 < 12 mmHg(1 mmHg = 0.133 kPa)时,很少形成腹水。

(2)水钠潴留

肝硬化门静脉高压时,血循环中扩血管物质水平升高、全身炎症反应加重,引起内脏和外周血管扩张,有效循环血容量下降,进而激活交感神经系统、肾素–血管紧张素–醛固酮系统(RAAS)等,导致肾脏血管收缩和水钠潴留。门静脉高压与内脏血管扩张相互作用改变了肠道毛细血管压力和通透性,有利于液体在腹腔积聚。

(3)低白蛋白血症

肝细胞白蛋白合成功能减退,血浆胶体渗透压降低,促使液体从血浆中漏入腹腔,形成腹水。

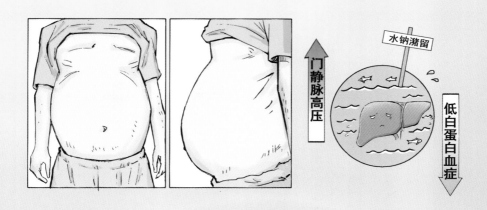

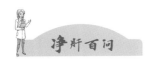

55. 什么情况下需要腹腔穿刺?

　　腹腔穿刺有诊断和治疗两种作用。对新发腹水、不明原因腹水加重、腹水治疗效果不佳的患者均需行诊断性腹水检查。腹腔穿刺大量放腹水是顽固性腹水的常用治疗方法，同时应输注白蛋白扩充血容量；特利加压素是治疗顽固性腹水的有效药物。当大量放腹水治疗无效时，应考虑经颈静脉肝内门体静脉分流术（TIPS）治疗。

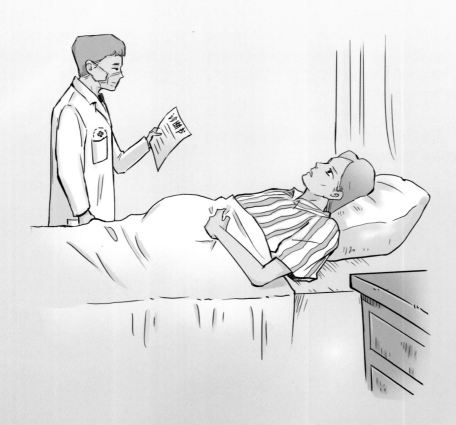

56. 什么是 TIPS？

　　TIPS 是采用特殊的介入治疗器械，在 X 线透视导引下，经颈静脉入路，建立肝内的位于肝静脉及门静脉主要分支之间的人工分流通道，并以金属内支架维持其永久性通畅，达到降低门静脉高压后控制和预防食管胃底静脉曲张破裂出血，促进腹水吸收。TIPS 可作为部分门静脉高压出血患者的一线治疗方案，亦可用于预防再出血，治疗复发性、顽固性腹水和顽固性肝性胸腔积液。

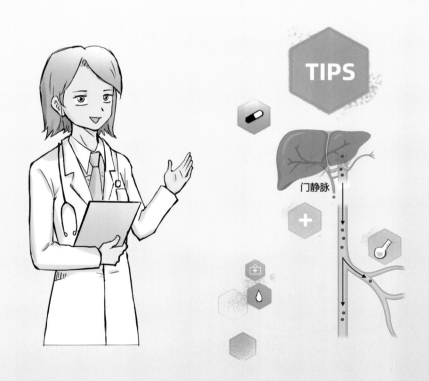

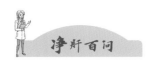
57. 肝硬化能治好吗?

　　消除病因是治疗肝硬化的最主要步骤。控制病因,特别是通过为乙型和丙型肝炎患者进行抗病毒治疗,以及让酒精性肝硬化患者戒酒,可以在一些患者中逆转肝纤维化和肝硬化。这样的措施还可能使一些失代偿期肝硬化患者的病况逆转到代偿期。然而,某些因素使得肝纤维化和肝硬化在针对病因进行治疗后仍难以逆转,主要因素包括:未能完全消除病因、患者年龄超过 65 岁、组织病理学检查揭示肝脏仍存在炎症和坏死活动,以及肝硬化处于晚期[具体指标为 Child–Pugh C 级、终末期肝病模型(MELD)评分超过 20 分、肝静脉压力梯度(HVPG)超过 16 mmHg 或血清白蛋白低于 35 g/L]。总的来说,对代偿期肝硬化患者而言,病因治疗更能有效改善预后并预防失代偿,而对于失代偿期肝硬化患者,从病因治疗中获益则相对有限。

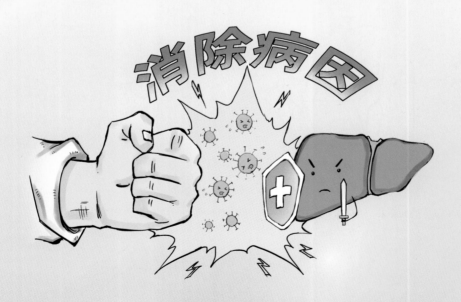

58. 肝硬化患者饮食需要注意什么？

住院肝硬化患者中营养不良患病率为 30%～66%，且随着肝硬化进展，营养不良发生率升高，程度加重。营养不良尤其是肌少症与肝硬化并发症发生相关，是失代偿期肝硬化患者死亡的独立危险因素。因此，健康、科学的饮食对于肝硬化患者至关重要，以下是肝硬化患者饮食需要注意的方面：

（1）避免硬食

有食管胃底静脉曲张者应食菜泥、肉末、软食，进餐时细嚼慢咽，咽下的食团宜小且外表光滑。切勿混入糠皮、鱼刺、甲壳等坚硬粗糙的食物，以防损伤曲张的静脉。

（2）保证蛋白质

蛋白质是肝细胞修复和维持血浆白蛋白正常水平的重要物质基础，应保证蛋白质摄入量。以豆制品、牛奶、鸡蛋、鱼、鸡肉、瘦猪肉为主。血氨升高时应限制或禁食蛋白质，待病情好转后再逐渐增加摄入量，并选择植物蛋白，如豆制品。

（3）保障维生素

新鲜蔬菜和水果含有丰富的维生素，如西红柿、柑橘等富含维生素 C，日常食用以保证维生素的摄入。

（4）严禁饮酒

无论肝硬化是否为酒精性肝硬化，都应避免饮酒，因为饮酒可能会导致进一步的肝损伤。

（5）低钠饮食

肝硬化患者应该以低钠饮食为主。过量的钠会导致体液滞留，进一步加重腹水和下肢水肿症状。含钠较少的食物有粮谷类、瓜茄类、水果等，高钠食物包括咸肉、酱菜、酱油、罐头食品、含钠味精等，应尽量少食用。

以上饮食注意事项同样适用于肝癌患者。

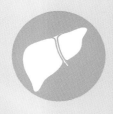

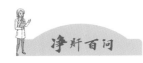
59. 肝硬化患者运动需要注意什么？

　　不管是肝硬化代偿期还是失代偿期患者，主要以有氧运动为主，但是不同的病期、年龄段，运动方式是不一样的。建议一些肝硬化患者要根据体力、病症的不同阶段进行运动。比如肝硬化失代偿期患者，往往体力不好，则以慢走为主。有些患者是早期代偿期肝硬化，此时体力尚可，可以进行有氧运动，如慢跑、游泳等，增强体力恢复能力，提高疾病的愈合能力。

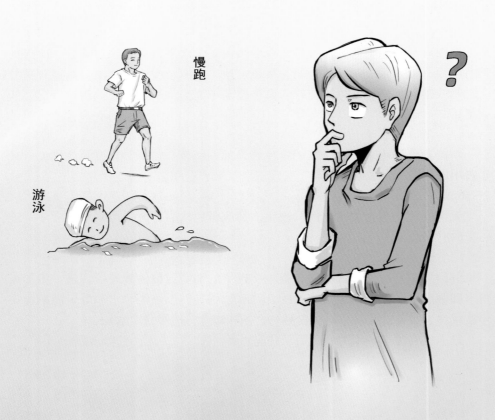

慢跑

游泳

60. 中医学如何看待肝硬化？

　　肝硬化，中医学称"积聚"或"鼓胀"。当肝硬化单单是肝脏硬化，没有出现腹水时，中医诊断是积聚。当肝硬化失代偿期伴随腹水时，中医诊断是鼓胀。无论是积聚还是鼓胀，都是由于长期的脏腑功能的失调所致。例如，肝、脾、肾功能失调，气滞血瘀的阻滞、郁结所形成痰浊，甚至形成包块，称为积聚；气滞血瘀、痰浊水湿停聚在体内，称为鼓胀。肝硬化是一个本虚标实的病机，治疗原则：攻补兼施，若以实证为主，则在行气、化瘀、利水的基础上，辅以补虚。而虚证为主的肝硬化，应在扶正的前提下再祛邪。

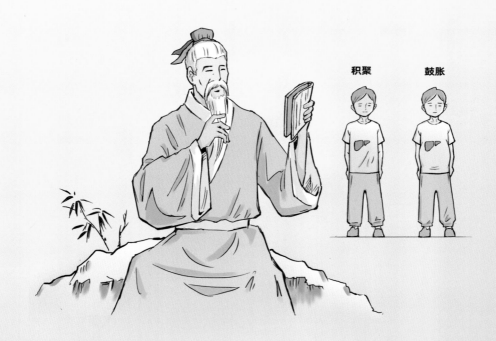

积聚　　鼓胀

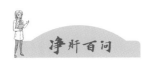
61. 中医在治疗肝硬化方面有什么优势？

迄今为止，临床上尚缺乏特异有效的抗肝纤维化药物。甘草酸类制剂、水飞蓟素、多烯磷脂酰胆碱等药物均具有较好的抗炎、清除活性氧和自由基、促进肝细胞修复和再生的作用。熊去氧胆酸、丁二磺酸腺苷蛋氨酸等对肝内胆汁淤积有一定疗效。利福昔明是一种肠道吸收极少的抗生素，国内研究发现 800 mg/d 利福昔明治疗 6 个月可降低失代偿期肝硬化总体并发症发生率，并可提高 Child–Pugh C 级患者生存率。

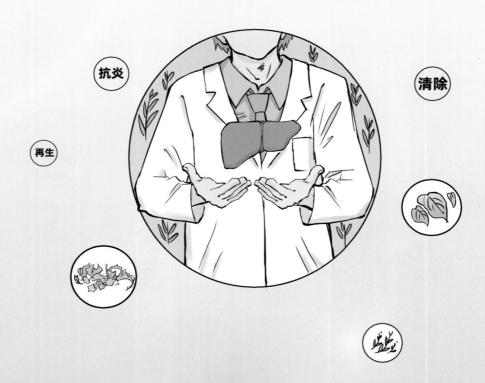

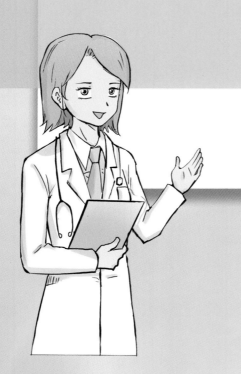

5

第五章

肝肿瘤

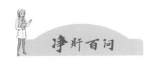

62. 肝肿瘤有哪些类型?

　　肝脏是肿瘤的好发部位之一,良性肿瘤较少见,恶性肿瘤中转移性肿瘤较多。常见的良性肿瘤为肝血管瘤、肝囊肿,常见的恶性肿瘤则有肝细胞癌、胆管细胞癌、肝血管肉瘤及转移性癌等。其中,肝细胞癌是主要的类型,占原发性肝癌的 80% ~ 90%。肝癌是死亡率仅次于胃癌、食管癌的第三大常见恶性肿瘤,初期症状并不明显,晚期主要表现为肝痛、乏力、消瘦、黄疸、腹水等症状。

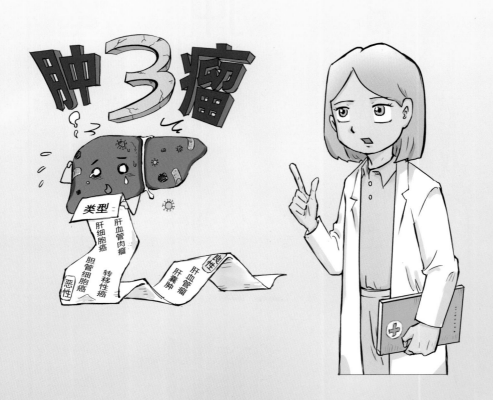

63. 肝癌的病因有哪些?

肝细胞癌的病因尚未完全阐明,目前认为与其发生有关的因素主要有慢性病毒性肝炎(特别是乙型肝炎和丙型肝炎)、黄曲霉毒素、蓝藻毒素、非酒精性脂肪性肝病、饮酒、吸烟、遗传等。

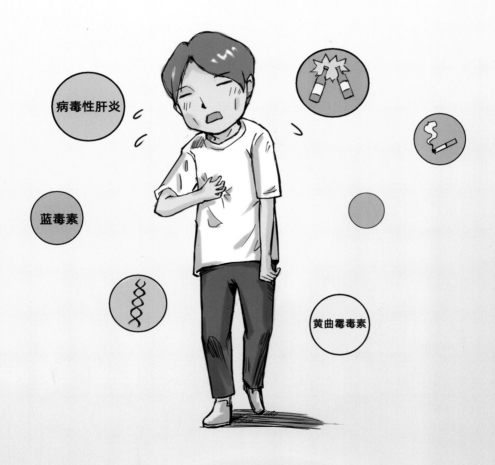

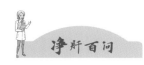
64. 为什么肝癌要早期诊断？

　　肝癌在早期无明显症状，当患者出现相应症状或体征而就诊时，病程大多已进入晚期，此时癌症可能已经发生转移或扩散。早期诊断肝癌非常重要，原因有以下几点。

　　（1）更多治疗选择

　　在肝癌早期，患者可以选择更多的治疗方法，如手术切除、射频消融、肝移植等，这些方法往往能更有效地控制疾病。

　　（2）提高生存率

　　肝癌在早期被发现和治疗，患者的生存率和生活质量将大大提高。晚期肝癌因为可能已经转移或侵犯到重要结构，导致治疗困难，并且预后较差。

　　（3）减轻经济负担

　　早期发现并治疗肝癌不仅医疗效果更好，而且能减少患者治疗过程中的经济负担。晚期癌症的治疗费用通常更为昂贵，并且长期护理需求也更高。

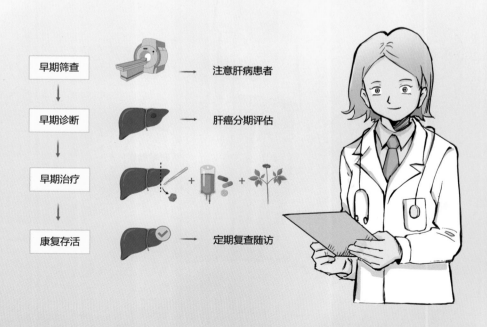

65. 怎样早期发现肝癌？

早期发现肝癌是提高治疗成功率的关键（图5-1）。以下是早期发现肝癌的策略。

（1）定期体检

定期进行全身健康检查，包括血清甲胎蛋白（AFP）、肝脏功能和肝脏影像学检查。

（2）留意症状

注意自身是否有早期肝癌的症状，如持续的右上腹部疼痛、无缘无故的体重下降、食欲减退、黄疸等，并及时就医。

（3）精准筛查

评估肝癌风险，如乙肝或丙肝感染、过度饮酒、非酒精性脂肪性肝炎、其他原因引起的肝硬化以及有肝癌家族史等人群，尤其是年龄＞40岁的男性需要进行风险评估。

借助于肝脏超声显像和血清AFP进行肝癌早期筛查，建议高危人群至少每隔6个月进行一次检查；部分高风险患者，可进行更详细的检查，如增强CT或MRI等。

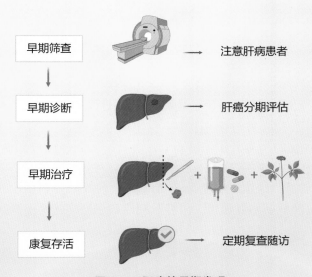

图5-1　肝癌的早期发现

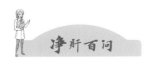
66. 什么情况下可确诊肝癌?

专科医师将依据肝癌高危因素、影像学特征和血清学分子标记物,按照图5-2所示步骤进行肝癌临床诊断。

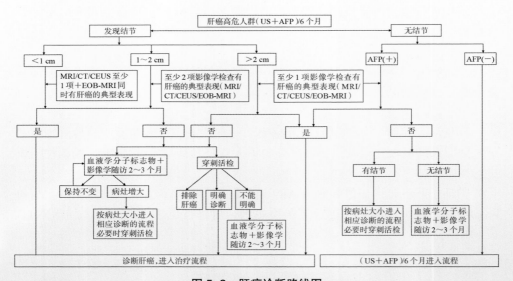

图 5-2　肝癌诊断路线图

注　典型表现为动脉期(主要动脉晚期)病灶明显强化,门静脉期、延迟期或移行期强化下降,呈"快进快出"的强化方式。不典型表现为缺乏动脉期病灶强化,门静脉期、延迟期或移行期无廓清,甚至持续强化等。CEUS:超声造影;EOB-MRI:肝细胞特异性对比剂(钆塞酸二钠,Gd-EOB-DTPA)增强磁共振扫描。血液学分子标志物包括血清 AFP、DCP、7 个 microRNA 组合。AFP(+)为超过血清 AFP 检测正常值。[引自《原发性肝癌诊疗指南(2024 年版)》]

(1)对于有乙型肝炎病毒(HBV)或丙型肝炎病毒(HCV)感染,或因任何原因导致肝硬化的个体,建议每 6 个月进行一次超声检查和血清 AFP 检测。发现直径 ≤ 2 cm 的肝内结节时,若至少有 2 项(包括多参数 MRI、动态增强 CT、超声造影或 Gd-EOB-DTPA 增强 MRI)中的 4 项检查显示"快进快出"的典型肝癌特征(动脉期明显强化,门静脉期或延迟期强化低于肝实质),则可以临床诊断为肝癌。

（2）若发现直径＞2 cm 的肝内结节，只需以上述 4 种检查中的任一项显示肝癌典型特征，即可作出临床诊断。对于直径 ≤2 cm 的肝内结节，如果 4 种影像学检查中无或只有一项显示肝癌典型特征，可以考虑进行肝病灶穿刺活检，或每 2~3 个月进行一次影像学检查随访，并结合血清 AFP 水平来明确诊断。对于直径＞2 cm 的结节，如果没有肝癌典型特征，同样需要进行肝病灶穿刺活检，或每 2~3 个月进行一次影像学检查随访，并结合 AFP 水平来明确诊断。

（3）若 HBV 或 HCV 感染者、肝硬化患者出现血清 AFP 升高（特别是持续升高），应进行相应的影像学检查来明确是否为肝癌。如果任一影像学检查显示肝癌典型特征，可以确定为肝癌；若未发现肝内结节，需在排除其他相关疾病（如妊娠、慢性或活动性肝病、生殖腺胚胎源性肿瘤和消化道肿瘤）后，密切监测 AFP 水平变化，并每 2~3 个月进行一次影像学复查。

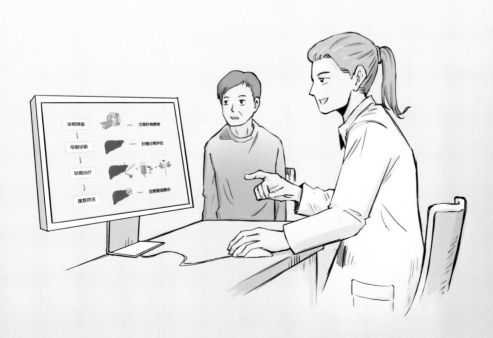

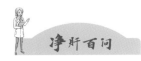

67. 肝癌患者生存期是多久？

　　肝癌患者的预期寿命受多个因素影响，且患者本身个体差异较大，因此很难给出一个确切的时间。但是，通过肝癌的分期，我们可以大致判断肝癌的生存预后情况。目前，国际通用的是巴塞罗那分期（BCLC 分期，图 5-3）：0 期（极早期）和 A 期（早期）预期生存期均大于 5 年；B 期（中期）预期生存期大于 2.5 年；C 期（进展期）预期生存期大于 2 年；D 期（终末期）预期生存期大于 3 个月。

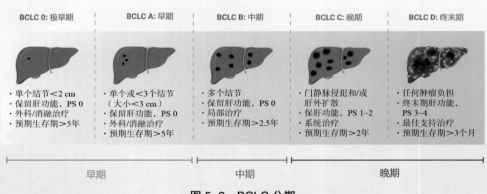

图 5-3　BCLC 分期

68. AFP 升高肯定是肝癌吗？

　　AFP 是甲胎蛋白的英文简称，是胚胎时期肝细胞合成的一种特殊糖蛋白，是原发性肝癌的重要标志物，是诊断原发性肝癌的特异性临床指标。一般肝炎 AFP 很少升高，即便升高，很少超过 200 ng，但是肝癌时 AFP 往往 ＞ 400 ng。如果 AFP 持续不降，维持在 400 ng 以上，要注意肝癌的可能。虽然 AFP 升高可能与肝癌有关，但也有多种其他疾病和情况可能导致 AFP 水平升高。可能导致 AFP 升高的常见原因包括：① 慢性或急性肝炎、肝硬化和其他肝脏疾病；② 其他类型的癌症，如睾丸癌、卵巢癌和胃癌等；③ 孕妇，可能是胎儿神经管缺陷或其他先天异常的指标。AFP 升高时，应进一步通过全面的临床评估和其他辅助检查来确定具体的原因。

　　有时候，AFP 水平的升高可能没有明显的原因，也可能是一些非病理性因素导致的。因此，AFP 只是诊断肝癌的辅助指标之一，不能作为单一依据来确诊肝癌。确诊肝癌需要结合影像学检查（如超声、CT 扫描或 MRI）和肝脏活检等。

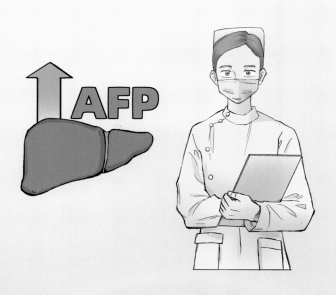

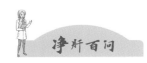
69．什么情况下要做肝穿刺活检？

肝穿刺活检是一种通过在肝脏中插入细针，取出小块肝组织进行检查的医学诊断程序。它被用于以下几种情况。

（1）确诊与区分疾病

肝穿刺活检可以帮助医师确诊并区分各种肝脏疾病，包括肝炎、肝硬化、肝癌以及其他肝脏疾病。对于肝脏肿瘤，活检可以确定肿瘤是良性还是恶性，以及确定恶性肿瘤的具体类型和分级。

（2）评估肝病严重程度

活检可以评估肝病的严重程度和病理改变。例如，肝纤维化的程度，以便更准确地了解病情并制定合适的治疗方案。

（3）指导治疗和预后

活检结果有助于医师制定更精确的治疗计划，并预测患者的预后和治疗反应。

（4）监测治疗效果

对于已经在接受肝病治疗的患者，肝活检可以用来监测治疗的效果和肝脏病变的进展。

虽然肝穿刺活检是一项非常有用的诊断工具，但它也是一种侵入性的程序，可能带有一定的风险和并发症，如出血、感染和不适等。因此，是否需要进行肝穿刺活检，以及活检的具体方式和时间，应由医师根据患者的症状、体征和其他检查结果来决定。在进行活检前，患者应充分了解该程序的风险和收益，并与医师进行充分的沟通和讨论后再行决定。

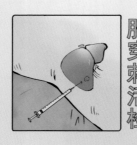

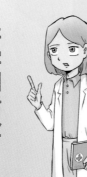

肝穿刺活检

70. 肝穿刺会不会引起癌细胞扩散?

　　肝穿刺引发癌细胞扩散的风险实际上是非常低的，但不能完全排除。使用更细的穿刺针和更精确的定位技术可以进一步减小风险。为避免出现这一风险，对于肝脏占位性病变的患者，如果其影像学特征典型符合肝癌的临床诊断标准，一般无须进行诊断性的肝病灶穿刺活检，特别是那些符合进行外科手术的肝癌患者。对于那些可以通过手术切除肝癌或正准备进行肝脏移植的患者，术前不建议进行肝病灶穿刺活检，以减少肝肿瘤破裂出血和播散的风险。

　　然而，对于那些缺乏典型肝癌影像学特征的肝脏占位性病变患者，通过肝病灶穿刺活检可以获得明确的病理诊断。肝病灶穿刺活检不仅可以明确病灶的性质和肝癌的分子分型，还能提供有价值的信息，有助于明确肝病的病因，指导治疗方案，判断患者的预后，以及进行相关研究。因此，应根据患者从肝病灶穿刺活检中的潜在受益、风险，以及医师的操作经验来综合评估穿刺活检的必要性。

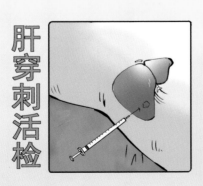

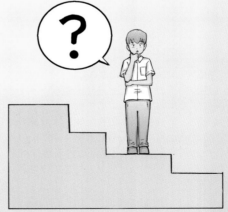

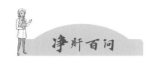

71. 肝癌治疗方案如何选择？

肝癌的治疗方案众多，选择治疗方案以患者的具体状况而定，包括病情特点（如肿瘤的大小、数量、类型、位置等），年龄，健康状况，经济条件等在内的多种因素。肝癌治疗方法的选择可根据图5-4所示路线图进行选择，并在全程贯穿使用中医药。

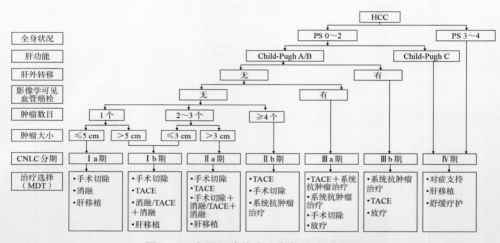

图5-4　中国肝癌临床分期与治疗路线图

注　PS：患者体力活动状态；CNLC：中国肝癌分期；MDT：多学科诊疗团队；TACE：经导管动脉化疗栓塞术。系统抗肿瘤治疗包括一线治疗：阿替利珠单克隆抗体＋贝伐珠单克隆抗体、信迪利单克隆抗体＋贝伐珠单克隆抗体类似物、甲磺酸阿帕替尼＋卡瑞利珠单克隆抗体、多纳非尼、仑伐替尼、替雷利珠单克隆抗体、索拉非尼、FOLFOX4。二线治疗：瑞戈非尼、阿帕替尼、雷莫西尤单克隆抗体（血清AFP水平＞400μg/L）、帕博利珠单克隆抗体、卡瑞利珠单克隆抗体、替雷利珠单克隆抗体。[引自《原发性肝癌诊疗指南（2024年版]

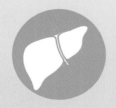

72. 只有早期肝癌能手术吗?

手术治疗肝癌的可行性主要取决于多个因素。虽然早期肝癌是手术的理想候选,但部分中国肝癌分期方案(CNLC)Ⅱa、Ⅱb 和Ⅲa 期的中晚期肝癌患者仍有手术机会。部分肝癌患者可能首先接受非手术治疗(如靶向和免疫治疗等)以缩小肿瘤,然后再考虑手术。以下是决定手术可行性的关键因素。

(1)肿瘤的大小和位置

如果肿瘤较小且位于肝脏的一个便于手术的位置,手术的可能性较大。

(2)肿瘤的数量

多发肿瘤可能更难以手术切除,除非它们都集中在肝脏的一个可切除的区域内。

(3)肝脏的总体功能

患者的肝功能必须足够好,以便在手术切除部分肝脏后,剩余的肝脏能满足基本的代谢需要。

(4)整体健康状况

患者必须具备足够的整体健康状况,能够承受手术的创伤和康复过程。

(5)肝外疾病

如果癌症已经扩散到肝脏之外的其他部位,单纯的肝脏手术可能无法提供治愈的可能。

决定是否进行手术需要外科医师根据患者具体情况进行全面评估。患者在决定治疗方案时应充分了解各种治疗方法的优缺点和可能的风险,并与医师进行详细沟通和讨论后再行决定。

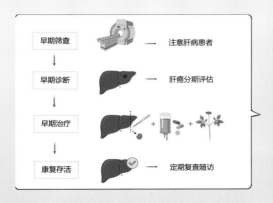

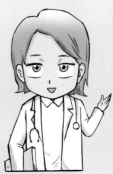

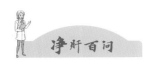
73. 什么是转化治疗?

转化治疗通常是指将不适合直接手术的肝癌患者通过特定的非手术疗法（如靶向治疗、免疫治疗、放疗等）转变为可手术的状态。这一过程的目的是缩小肿瘤、减轻症状或改善患者的整体状况，以使患者最终有可能接受手术。转化治疗的优势有以下两点。

（1）增加手术机会

对于一些原本不适合手术的患者，转化治疗可以提供另一个治疗选择，增加最终进行手术的机会。

（2）改善预后

通过缩小肿瘤和改善患者状况，转化治疗可以为患者提供更好的长期预后。

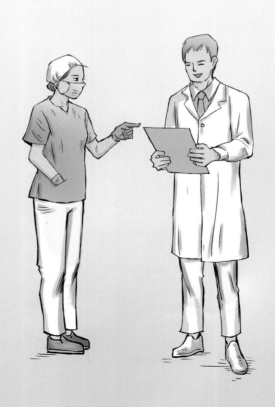

74. 转化治疗会不会延误治疗时机？

　　肝癌患者个体化差异较大，不同患者对转化治疗的反应各不相同。理论上，如果转化治疗未能达到预期的效果，则可能会延误手术或其他治疗的最佳时机。转化治疗是一种有前景的治疗策略，但它不适用于所有肝癌患者。选择此治疗方式需综合考虑患者的肿瘤特性、身体状况、预期生活质量以及患者的愿望等因素。

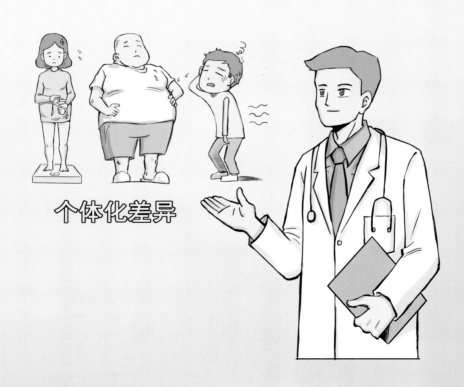

个体化差异

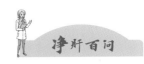
75. 肝癌患者术前有哪些注意事项？

　　术前准备是确保手术成功的重要一环。对于肝癌患者来说，以下是一些术前需要注意的事项。

　　（1）健康评估

　　提供详细的病史，包括过去和现在的健康状况、药物过敏史、药物使用情况等。

　　（2）完善检查

　　配合完成必要的血液检测、尿液检测等检查；进行 CT、MRI 或其他影像学检查，以评估肝脏和肿瘤的状况；进行心电图、肺功能检查等，评估心肺健康状况。

　　（3）戒烟禁酒

　　戒烟和禁止酒精的摄入，以减少手术风险和促进术后康复。

　　（4）了解手术

　　与医师讨论手术的细节、预期效果、风险和可能的并发症；完善手术签字和麻醉签字。

　　（5）准备手术物品

　　如腹带等。

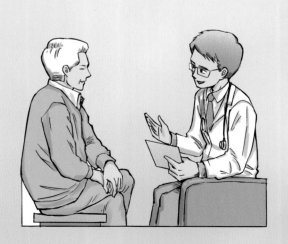

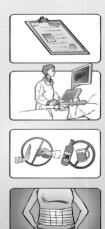

76. 手术后肝癌还会复发吗？

　　手术是肝癌治疗的重要方式之一，有可能移除肝脏内的癌细胞。然而，即使手术成功，肝癌仍然有可能复发。复发的风险因多种因素而异。防止复发需要患者和医师共同努力、密切合作。早期肝癌切除术后 5 年复发率高达 40%～60%。目前，在防治肝癌术后复发方面，中西医结合治疗具有明显的特色和优势。肝癌术后服用中药，能有效降低患者的术后复发风险。

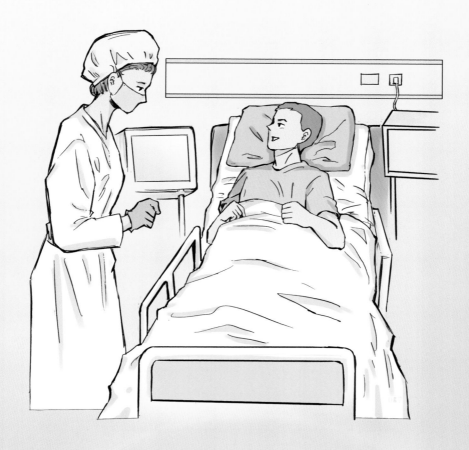

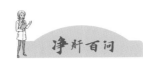
77. 术后患者多久复查一次？

术后随访和复查是早期发现和处理肝癌复发或并发症的关键。肝癌术后的复查计划会因患者病情差异和医师的建议而异。以下是几点一般性建议。

（1）术后早期

在术后的头一年，需要每 3～6 个月进行一次复查；术后首次复查建议在术后 6 周至 3 个月内进行。

（2）后续年份

在手术后的第 2 年和第 3 年，复查可每 6 个月进行 1 次。3 年后，如果一切正常，复查可能每年进行 1 次。

患者也应学会自我监测身体的任何变化或不适（如便血、黄疸等），发现异常后及时至医院就诊。

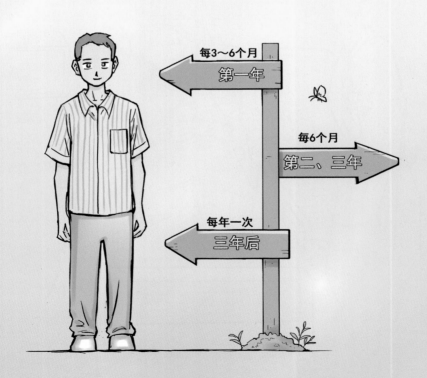

78. 肝癌术后需要定期复查哪些项目?

肝癌术后的复查是为了监测患者的康复过程、评估手术效果、及早发现可能的复发或转移,以及评估患者的整体健康状况。具体的复查项目可能因病情差异和医师的建议有所不同,主要包括以下检查项目。

(1)实验室检测

如肝功能、肿瘤标志物[AFP、糖类抗原 19-9(CA19-9)、癌胚抗原(CEA)等]、血常规、凝血功能等。

(2)影像学检查

经腹超声、CT、MRI、PET-CT(可能的复发或转移)。

如果合并有乙肝、丙肝、脂肪肝或肝硬化,还需要检查相应的相关指标。

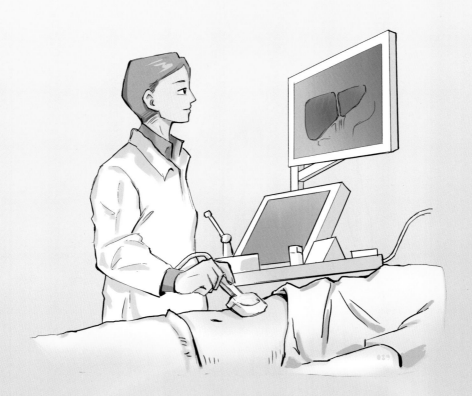

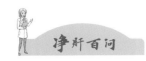
79. 什么是肝动脉插管化疗栓塞术（TACE）？

TACE 是一种常用于治疗肝癌的局部治疗方式。TACE 通过肝动脉将化学药物（化疗药物）直接输送到肝脏，使药物高浓度地作用于肿瘤，以增强对肿瘤的杀伤效果。TACE 同时引入一种栓塞剂，能阻断肿瘤的血流，从而剥夺肿瘤获取营养和氧气的途径，使肿瘤细胞缺血和缺氧而死亡。

TACE 创伤相对较小，由于药物是局部注入，所以减少了药物对全身的毒性和不良反应。栓塞效应可以使化疗药物在肿瘤区域停留更长时间，增强治疗效果。

TACE 治疗有可能会带来一些风险和不良反应，包括感染、肝功能损害、栓塞后综合征（如发热、腹部疼痛或不适、呕吐和恶心、乏力等）等。

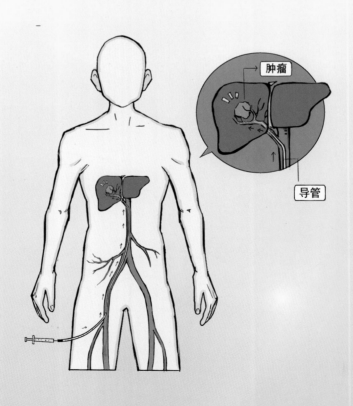

80. TACE 的适应证和禁忌证有哪些？

虽然 TACE 是肝癌的常用治疗方式之一，但并不是所有肝癌患者都适合接受此治疗。以下是 TACE 的适应证和禁忌证。

（1）适应证

TACE 适用于原发性或转移性肝癌、肝癌术后复发（肝功能 Child-Pugh 分级为 A、B 级）和消化道出血的栓塞止血。

（2）禁忌证

TACE 禁忌证包括：WBC $> 3 \times 10^9$/L；肝肾功能严重不全；严重的出血倾向；碘过敏；严重的高血压；心脏病及糖尿病未得到有效控制的患者。肝癌时严重黄疸、门静脉主干完全栓塞、严重腹水等不适宜行 TACE。

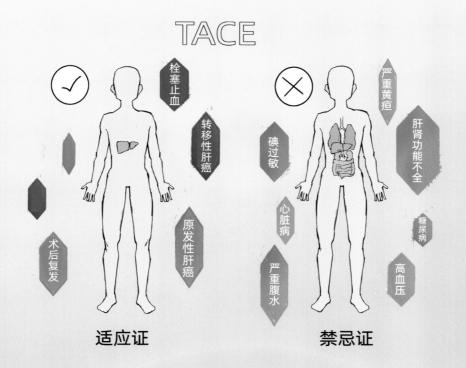

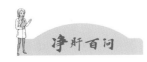
81. 什么是经动脉中药栓塞（TAHE）？

TAHE，是经动脉中药栓塞（Trans-arterial Herb Embolization）的简称，指使用中药有效成分制剂（如华蟾素注射液、三氧化二砷注射液等）代替化疗药物，直接作用于肝癌的局部治疗（图 5-5）。较之于 TACE，TAHE 治疗肝癌的疗效接近，但不良反应更小。随着药物剂型的不断改善，TAHE 将呈现更多的种类，大大丰富肝癌介入治疗的选择。

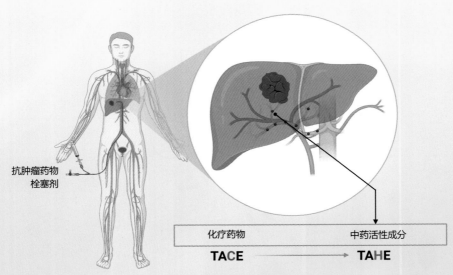

图 5-5　TAHE 示意图

82. 靶向治疗有什么利弊?

　　肝癌靶向治疗主要通过着重攻击或阻断癌细胞生长和分裂的关键分子或通路来发挥作用。靶向药物主要作用于肿瘤细胞,相对于常规化疗,其对正常细胞的损害较小,因此不良反应较轻。临床常见靶向药物有索拉非尼和仑伐替尼。靶向通常用于晚期肝细胞癌的一线治疗,也可与其他治疗方式(如免疫治疗)结合使用。靶向治疗的不良反应主要有腹泻、皮疹、脱发和手足综合征等。

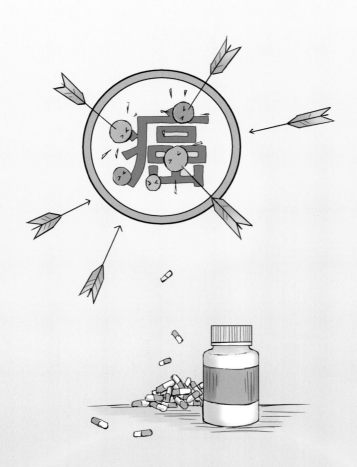

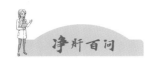
83. 免疫治疗有什么利弊?

　　免疫治疗为肝癌治疗带来了新的希望和可能性。很多肿瘤细胞能从免疫系统逃逸，免疫治疗旨在阻断肿瘤细胞的这些免疫逃逸机制。免疫治疗是一种利用人体免疫系统来识别和攻击肝癌细胞的治疗方法，可以激活或增强免疫系统的组成部分，帮助它们更有效地识别和消除肿瘤细胞。目前市场上主要有PD-1/PD-L1抑制剂（如纳武利尤单抗、帕博利珠单抗等）和CTLA-4抑制剂（如伊匹木单抗）两大类。免疫治疗通常用于中、晚期或转移性肝癌的治疗，可作为一线或二线治疗，也可与其他治疗方式（如靶向治疗）结合使用。

　　免疫治疗的不良反应与传统治疗不同，可能包括免疫相关的不良反应，如疲劳、皮疹、消化系统反应等。在某些情况下，免疫治疗可能导致免疫系统攻击正常组织，引起更严重的不良反应。

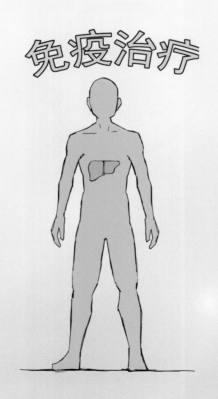

84. 晚期肝癌患者疼痛难忍，有什么办法吗?

晚期肝癌患者肿瘤的显著增大会刺激肝脏包膜，导致肝区疼痛症状出现，也可能是由肝癌的转移（如骨转移）所引起的疼痛。这对患者的生活质量和心理健康都有着显著的负面影响。以下是一些可能用于缓解这种疼痛的方法。

（1）药物治疗

非阿片类镇痛药，如非甾体抗炎药（布洛芬等），用于轻度至中度疼痛；对于中、重度疼痛，需要使用阿片类药物，如吗啡、氢可酮等，患者需要在医院办理麻醉药品专用卡后，在专科医师的指导下使用。

（2）放疗

对于骨转移的部位，局部放疗可减小肿瘤大小，缓解压力和疼痛。

（3）中医疗法

中药局部外敷和针灸可有效缓解癌痛。

（4）神经阻滞

通过阻断传递疼痛信号的神经来实现止痛，神经阻滞可以提供短期或长期的疼痛缓解。

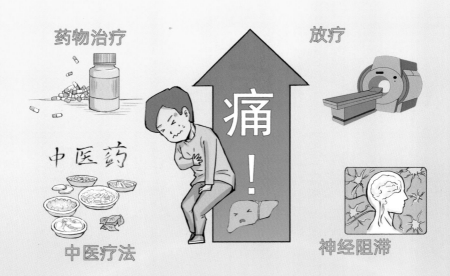

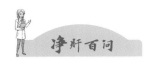

85. 中医学如何看待肝癌?

我国大部分肝癌都来源于 HBV 的感染。因此,可把 HBV 当成"毒"的一种,其长期积累会进一步发展成"癌毒",导致肝癌。肝癌"癌毒"理论是中医学看待肝癌的核心理论,"癌毒"的盛衰决定了肝癌的发生和发展。"癌毒"理论认为,"癌毒"是已经形成和不断新生的癌细胞或以癌细胞为主体形成的积块,是导致肝癌发生、发展及影响预后的根本。与传统的"因虚致病"观点相比,"癌毒"理论深入探讨了肝癌的病因特点。"癌毒"及其生成的病理性代谢物通过血液循环扩散至全身,导致身体机能出现变化,进而损害人体的正气,与气、血、痰、热等因素相结合,引发进一步的病理反应。

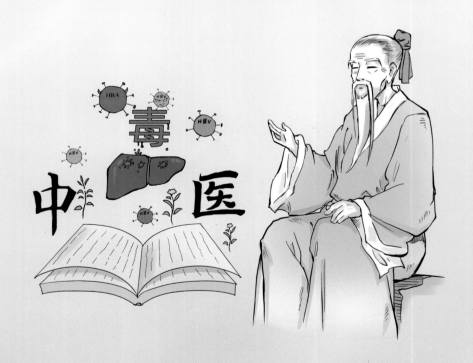

86. 中医药治疗肝癌有什么优势？

中医药在肝癌治疗方面具有独特优势，尽管某些中药对缩小肿块的效果可能不尽如人意，但它们可以有效辅助现代治疗方法，从而实现"带癌生存"，达到更佳的治疗效果。这一优势已经通过大量的临床实践得到验证，并成为我国在肝癌防治研究领域的显著特色和优势。

在肝癌治疗的过程中，西医主要关注局部治疗，而中医则强调整体调理。将二者结合，可以相互补充和增强各自的长处，进而优化肝癌的临床治疗效果。例如，有些肝癌患者在现代治疗过程中出现腹水和黄疸等症状，无法接受肝动脉插管化疗栓塞术（TACE）。然而，在经过中医辨证施治一段时间后，这些症状明显减轻，患者便有了接受 TACE 治疗的可能，从而提高治疗效果并延长患者的寿命。

因此，中医药在肝癌的预防和治疗中起着不可忽视的作用，不仅有助于调理身体，也应被视为贯穿肝癌防治全过程的重要手段。

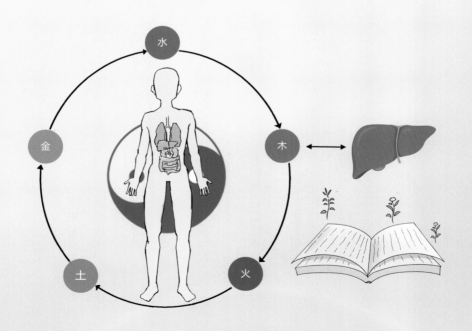

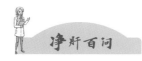
87. 传统功法对肝癌有帮助吗?

　　传统功法，是中国古代用于强身健体的一系列训练方法，其涵盖包括导引术（气功）、道家和佛家功法、武术中的优秀锻炼方法。古往今来，通过练习功法，可实现提高身体机能、防治疾病、抗衰延寿的目的。传统功法有助于调节肝癌患者的气血运行，增强其免疫能力。目前，临床上部分肝癌患者通过练习传统功法（如太极拳、八段锦等），有效改善其失眠、消化不良等症状，提高了生活质量。

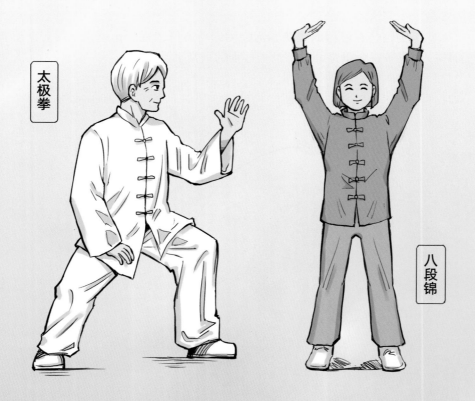

88. 肝癌患者运动需要注意什么？

　　对于肝癌患者来说，适量的运动是非常重要的，可以帮助提高生活质量、增强免疫系统、缓解疲劳和压力。然而，运动的形式和强度需要根据患者的具体健康状况和治疗阶段来定。初始阶段应该从轻量级的、低强度的运动开始，并逐步增加运动的强度和时间。推荐的运动方式有步行、慢跑、游泳或骑自行车等，根据个人情况适量进行。避免过于剧烈或竞技性的运动，以减少身体的压力并降低对肝脏的风险。如果在运动过程中感到不适、疼痛或呼吸困难，应立即停止运动并寻求医师的帮助。

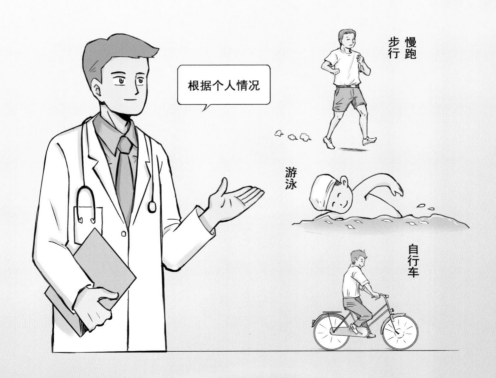

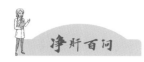
89. 肝癌患者能熬夜吗?

　　肝癌患者需要特别注意保护肝脏,避免过度劳累和生活不规律,因为这些因素都可能加重肝脏的负担,影响肝脏的修复和功能。肝癌患者尽量不要熬夜。睡眠是身体修复和恢复的重要方式,充足的睡眠有利于肝脏的修复和功能恢复。过度劳累可能加重肝脏的负担,影响肝脏的健康。在工作和生活中,应该安排适当的休息和放松时间,减轻压力和劳累。如果感觉身体疲劳或不适,应该立即停止工作和活动。

　　因此,肝癌患者应该避免熬夜和过度劳累,保持作息规律,保证充足的睡眠。通过合理的生活方式和作息计划,可以帮助患者维持健康,预防病情恶化。避免熬夜和过度劳累同样适用于其他的肝病患者,如病毒性肝炎、脂肪肝、肝硬化等患者。

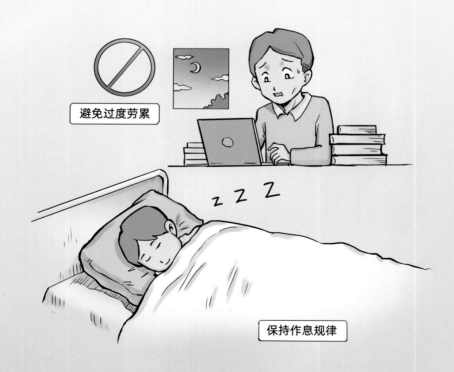

避免过度劳累

保持作息规律

90. 肝癌患者能进行性生活吗?

　　性生活能够增强肝癌患者的自信心,有助于肝癌患者的恢复,还会增进夫妻感情,提升整体生活质量。但是,性生活会消耗一部分体力和精力。是否能进行性生活在我国肝癌临床实践中很少被咨询,患者及其家属往往"羞于谈性"。一般情况下,如果患者的身体状况较好,没有严重的并发症(如腹水、出血等),那么患者可以在注意安全的前提下进行适度的性生活。建议采取安全措施以预防性传播感染(如乙肝、丙肝)和意外怀孕。女性肝癌患者在怀孕方面需要特别小心,因为怀孕可能加重肝脏的负担,并增加并发症的风险。计划怀孕的女性肝癌患者应与医师详细讨论,并进行充分的评估和准备。另外,肝癌患者在治疗期间可能会出现性生活障碍,如疲劳、疼痛或身体活动受限,这些属于正常现象。夫妻双方要以正确的心理看待性生活,并在积极治疗肝癌的基础上进行性生活。以上原则也适用于肝硬化患者。

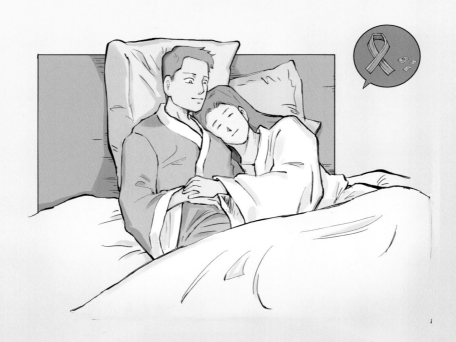

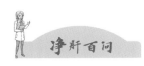
91. 肝癌患者能吸烟吗？

　　传统观点认为，肝癌患者是不建议吸烟的，同时还需要避免被动吸烟。有研究表明，吸烟会影响人体整体健康状况和免疫系统功能。肝脏是身体的主要解毒器官，烟草中的有毒物质需要通过肝脏进行分解和排除，可增加肝脏的负担。吸烟已被证明是肝硬化和肝癌的风险因素。

　　实际上，这个问题是有必要辩证考虑的。肝癌患者能否吸烟一定要结合患者的实际情况综合权衡后再行决定。由于肝与情绪密切相关，肝癌患者普遍会出现焦虑、抑郁等心理问题。在这种情况下，强行戒烟可能会加重肝癌患者的情绪波动和身心不平衡，间接影响肝癌患者的生存质量。因此，对于肝癌患者，如果戒烟障碍不大，则建议戒烟；对于顽固性"老烟民"，则建议逐渐降低吸烟量，不可"一刀切"。这种辩证的态度也适用于有其他肝病的患者，如病毒性肝炎、脂肪肝和肝硬化等患者。

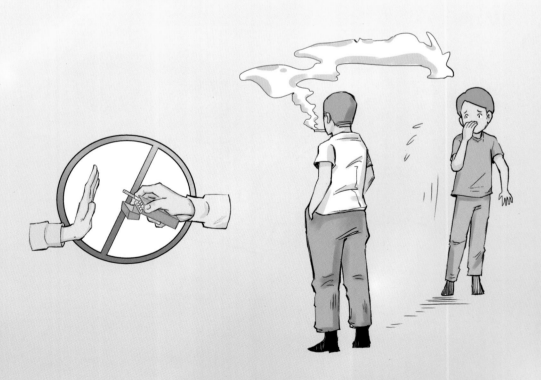

92. 肝癌患者能饮酒吗?

　　人体对酒精的耐受度差异较大。目前主流的观点认为,肝癌患者需要严格禁酒,因为酒精可导致病情加重,且肝癌患者通常术后还需要进行一些辅助治疗,身体会比较虚弱,容易受到酒精的伤害。当然,饮酒与吸烟一样,需要辩证处理,对所有肝癌患者一味强调"滴酒不沾"在实际生活中并不可行,尤其是对于顽固性酒精上瘾者。但是,一定要控制好量,并定期复查,一旦发现不良后果,需要及时调整,并寻求医师的帮助。

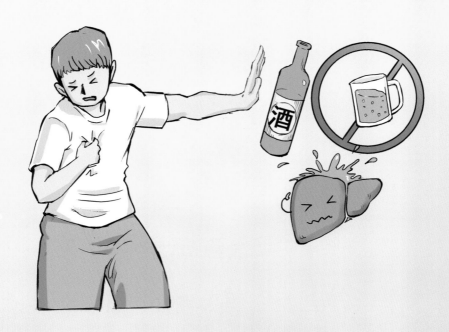

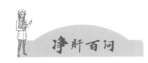
93. 肝癌患者能吃保健品吗？

　　肝癌患者在住院期间以及出院后，可能会收到亲友送来的各种保健品，市场上这些产品种类繁多。蜂蜜、燕窝和阿胶等常见保健品药食两用，对肝脏较好，可以服用。然而，对于那些组成复杂或成分不明的保健品，患者应持谨慎态度。毕竟，保健品并非药品，患者应当小心使用以降低对肝脏的潜在风险。这种谨慎的态度不仅适用于肝癌患者，也适用于有其他肝病的患者，如病毒性肝炎、脂肪肝和肝硬化等。

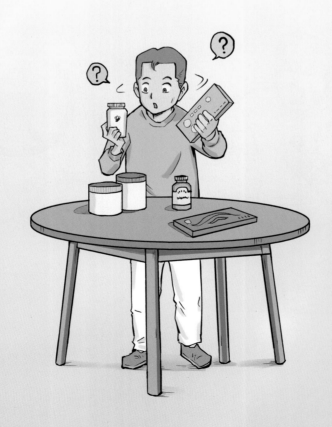

6

第六章

药物性肝损害

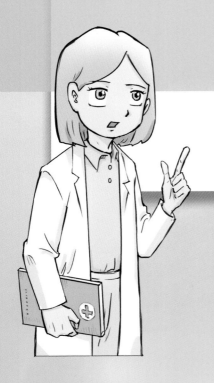

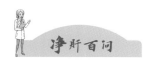
94. 什么是药物性肝损害？

药物性肝损害是指由药物引起的肝脏功能异常或肝脏结构损伤。这种损害可以是暂时性的，也可以是永久性的，严重时可能导致肝衰竭。药物性肝损害可导致 3 个类型的损伤。

（1）肝细胞损害

肝细胞损害导致肝细胞坏死，临床上常见 ALT、AST 升高。

（2）胆汁淤积

药物影响胆汁的分泌和排泄，导致胆汁淤积，常见症状包括黄疸、瘙痒等。

（3）肝纤维化和肝硬化

长期药物性肝损害可能导致肝纤维化和肝硬化。

一旦发现药物性肝损害，应立即停止使用可疑药物。根据肝损害的严重程度和类型，进行对症治疗，必要时住院治疗。

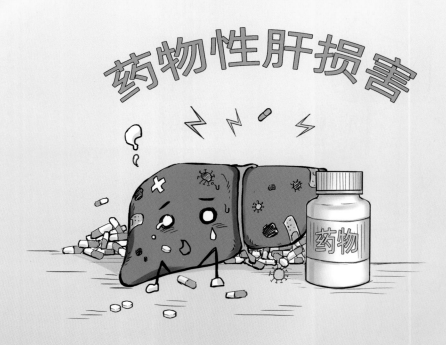

95. 引起药物性肝损害的常见药物有哪些?

　　全球有 1 200 多种上市药物具有潜在肝毒性。常见引起肝损害的药物有：对乙酰氨基酚、某些抗生素、抗癫痫药物、抗结核药物、抗肿瘤药物等。中药应用不当，也有导致肝损伤的潜在风险。因此，我们不要盲目相信偏方、验方等，应在中西医结合科和中医科医师的指导下合理使用中药相关制剂。

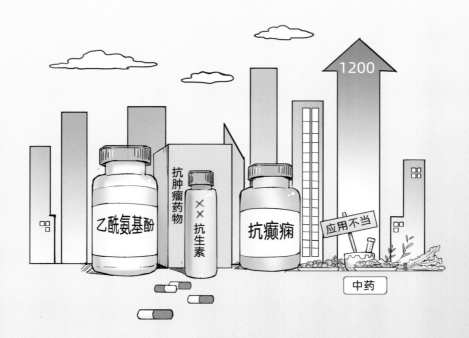

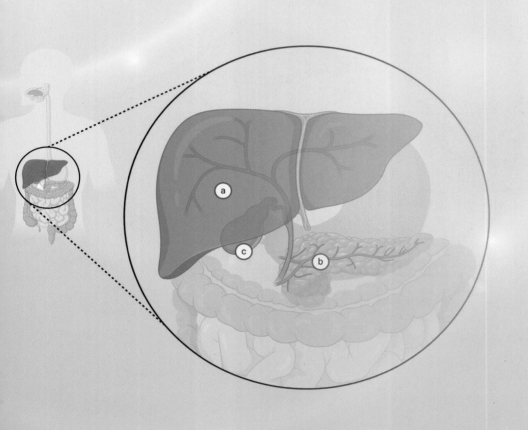

7

第七章

自身免疫性肝病

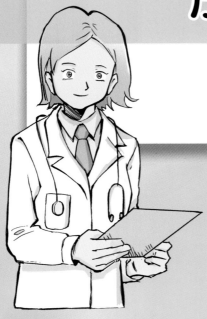

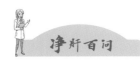
96. 什么是自身免疫性肝病?

　　自身免疫性肝病是一类免疫系统错误攻击肝脏的疾病，导致肝脏发炎和损伤。这一类疾病通常是慢性的，并且可能最终导致肝硬化和肝功能不全。主要包括自身免疫性肝炎、原发性胆汁性胆管炎、原发性硬化性胆管炎 3 种类型。自身免疫性肝病是一组免疫系统攻击肝脏的疾病，需要及时诊断和治疗以防止肝脏损伤和肝功能不全。

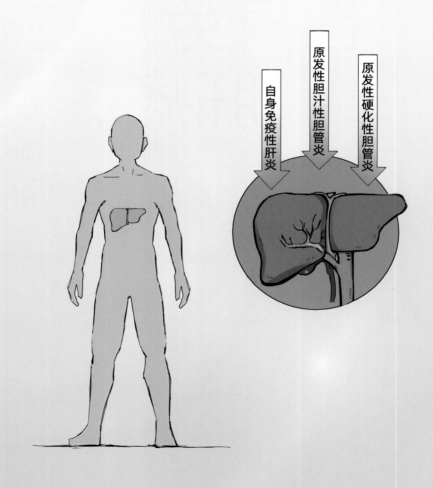

97. 如何判断自身免疫性肝病？

　　自身免疫性肝病的诊断通常是通过一系列的临床评估、实验室检查和影像学检查来进行的。因为其症状可能与其他肝脏疾病相似，所以需要排除其他可能引起相似症状和体征的肝脏疾病，如病毒性肝炎、药物性肝病、酒精性肝病、遗传性肝病等，再按照以下 4 个方面进行综合评估后诊断。

　　（1）临床症状和体征

　　肝区疼痛或不适、黄疸（皮肤和眼白发黄）、疲劳和乏力、无缘由的体重减轻。

　　（2）实验室检查

　　① 肝功能检测：血清转氨酶（ALT、AST）升高，总蛋白和白蛋白减低，胆红素增高等。

　　② 免疫标志物：抗核抗体（ANA）、抗平滑肌抗体（SMA）、抗肝肾微粒体抗体（LKM）、抗线粒体抗体（AMA）等。

　　③ 免疫球蛋白：血清免疫球蛋白 G（IgG）或免疫球蛋白 M（IgM）升高。

　　（3）影像学检查

　　① 肝脏超声：评估肝脏的大小、形态、结构和血流。

　　② CT 或 MRI：提供更详细的肝脏和胆道的结构信息。

　　（4）肝穿刺活检

　　通过取肝脏组织进行病理检查，确认病变类型和病理特征，是确诊的关键步骤。肝活检也可以评估肝脏的炎症和纤维化程度，指导治疗和预后。

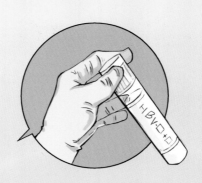

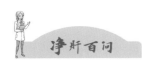
98. 自身免疫性肝病的治疗方法有哪些？

自身免疫性肝病的治疗方法主要有以下4种。

（1）免疫抑制药物

使用免疫抑制剂来抑制免疫系统的过度反应，减轻肝脏发炎和损伤。

（2）抗炎药物

使用皮质激素等抗炎药物来控制炎症和改善症状。

（3）肝保护药物

使用肝保护药物来保护和修复肝脏细胞。

（4）肝移植

对于严重的肝脏损伤和肝功能不全，可能需要进行肝移植手术。

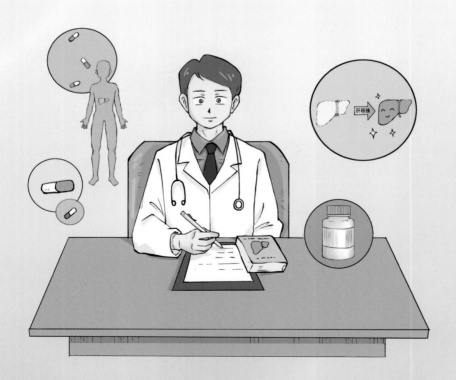

8

第八章

肝　移　植

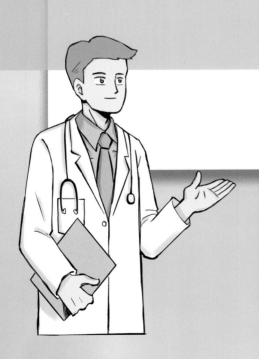

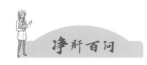

99. 什么情况下考虑肝移植?

肝移植是一种治疗严重肝硬化、肝癌和肝衰竭的手术方法，通过移植健康的肝脏或肝脏部分来替代患者病变的肝脏。以下是进行肝移植的一些主要适应证。

（1）严重肝功能不全

患者的肝脏无法正常执行其功能，如合成蛋白质、分泌胆汁、排毒等。

（2）肝硬化相关并发症

例如，出现食管静脉曲张出血、腹水、肝性脑病等，且药物治疗无效或效果不佳。

（3）肝癌

肝移植是肝癌根治性治疗手段之一，尤其适用于肝功能失代偿、不适合手术切除及消融治疗的小肝癌患者。肝癌肝移植适应证，国际上主要采用米兰（Milan）标准、美国加州大学旧金山分校（UCSF）标准、上海复旦标准、杭州标准、华西标准和三亚共识等，需要根据移植医院的规定进行。

（4）肝衰竭

无法通过药物或其他治疗方法纠正的严重肝脏功能障碍。

终末期肝病模型（MELD）是评估肝病患者短期死亡风险的一种方法。一般来说，MELD 分数越高，患者的病情越严重，肝移植的需求也越紧迫。中国人体器官分配与共享的基本原则和核心政策对肝癌肝移植有特别说明，规定肝癌受体可以申请早期肝细胞癌特例评分，申请成功可以获得 MELD 评分 22 分（12 岁及以上肝移植等待者），每 3 个月进行特例评分续期。

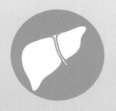

100. 肝移植后需要注意哪些事项?

（1）坚持治疗

肝移植手术后，为避免可能出现的排斥反应，需要长期按医嘱服用免疫抑制药物。

（2）定期复诊

定期至医院复诊，以监测手术恢复进展，实时调整治疗方案，预防并发症的出现。

（3）饮食调理

戒烟戒酒，减少使用可能损害肝功能的药物，选择清淡的饮食，并增加富含维生素和蛋白质的食物摄入，以支持肝细胞的正常代谢和促进身体健康恢复。

（4）生活管理

维持有序的日常生活模式，避免熬夜和过度劳累。肝移植后的前 6 个月，患者不应进行剧烈运动。6 个月后，如果恢复状况良好，且确保性伴侣无任何传染性疾病，患者可以恢复性生活。若需采取避孕措施，建议避免使用避孕药物，可选择使用避孕套。

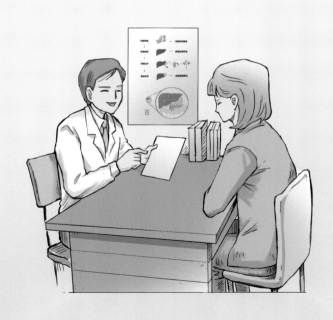

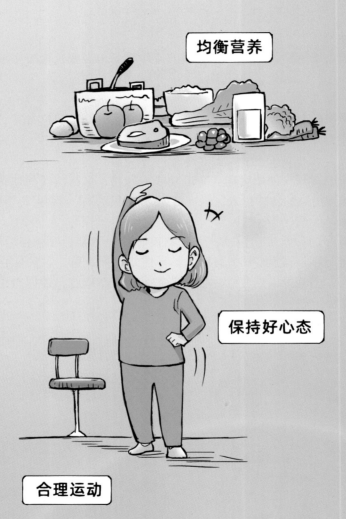